Formelsammlung Augenoptik

Jörn Kommnick
Sören Schal

HANDWERK UND TECHNIK – HAMBURG

Bildquellen

Carl Zeiss Vision GmbH, Aalen: S. 46/2
Shutterstock Images LLC, New York, USA: S. 59 (Alejo Miranda)
Titelmotiv: stock.adobe.com: (gpointstudio)

ISBN 978-3-582-**01523**-5 Best.-Nr. 1523

Verlag Handwerk und Technik GmbH,
Lademannbogen 135, 22339 Hamburg; Postfach 63 05 00, 22331 Hamburg – 2019
E-Mail: info@handwerk-technik.de; Internet: www.handwerk-technik.de

Zeichnungen: Grafische Produktionen Neumann, Rimpar
Layout und Satz: PER MEDIEN & MARKETING GmbH, Braunschweig
Druck und Bindung: Himmer GmbH Druckerei & Verlag, 86167 Augsburg

Vorwort

Die Reihe „Augenoptik in Lernfeldern", bestehend aus einem Lehrbuch, einem Werk zur gezielten Vorbereitung auf Klassenarbeiten und Prüfungen sowie aus drei an den Lernfeldern orientierten Arbeitsheften, bietet den Lernenden zahlreiche Aufgaben und Übungen zur Festigung gelernter Inhalte.

In den vergangenen Jahren erreichten die Autoren immer wieder Anfragen nach einer übersichtlichen, kompakt kommentierten und illustrierten Formelsammlung, die sich möglichst eng am Hauptwerk orientiert. Diese Lücke soll nun geschlossen werden. Neben mathematischen, physikalischen und optischen Grundlagen enthält die Sammlung

- berufsbezogene Formeln, durchgängig an die Bezeichnungen im Lehrwerk angepasst,
- branchentypische Tabellen, fachliche Vorschriften sowie
- erläuternde und bemaßte Abbildungen.

Die Formelsammlung eignet sich für den Einsatz im Berufsschulunterricht, darüber hinaus aber auch als Hilfsmittel im Rahmen der gestreckten Gesellenprüfung.

Die Autoren im November 2019

Inhaltsverzeichnis

Mathematische, physikalische und optische Grundlagen

Mathematische Grundlagen 8
Griechisches Alphabet 8
Trigonometrie, rechtwinkeliges Dreieck 8
Trigonometrie, beliebiges Dreieck 8
Winkelmaße 9
Geometrie 10

Physikalische Grundlagen 10
Internationales Einheitensystem (SI-Einheiten) 10
Einheitenvorsätze (SI-Präfixe) 11
Statik und Mechanik 11

Optische Grundlagen 12
Frequenz und Wellenlänge 12

Lernfeld 2: Einstärken-Brillengläser kontrollieren und einarbeiten

Sphärische Linsen in Luft 14
Linsengeometrie 14
Abbildung durch sphärische Linsen in Luft 17

Sphärische Linsen in beliebigen Medien 18
Linsengeometrie 18
Abbildung durch sphärische Linsen in beliebigen Medien 20

Sphärotorische Linsen in Luft 21
Abbildung durch sphärotorische Linsen 21
TABO-Gradbogenschema 21
Wirkung und Kreis engster Einschnürung 22

Kenngrößen von Brillenglaswerkstoffen 22
Volumen und Gewicht von rohrunden Brillengläsern 23

Beschichtung von Brillengläsern 25

Lichtablenkung durch Prismen 25
Beliebiger Strahlenverlauf 25
Minimale Ablenkung 26
Maximale Ablenkung 26
Keilprisma 26
Prismatische Ablenkung 27
Farbsaum 27

Einarbeitung von Brillengläsern 28
Fassungs- und Zentriermaße 28

Lernfeld 3: Sehtestergebnisse erklären

Bestimmung der Sehschärfe 29

Lernfeld 5: Brillen instand setzen oder modifizieren

Werkstoffe in der Augenoptik 30
Fertigungsverfahren 30

Lernfeld 6: Kunden mit Sonnenschutzgläsern versorgen

Reduzierende Brillengläser 31

Lernfeld 7: Sphärisch fehlsichtige Kunden beraten und versorgen

Emmetropes Auge 32
Netzhautbildgröße 32
Augenlänge 32
Fern-, Einstell- und Nahpunktrefraktion 33
Akkommodationsgebiet 33
Akkommodationsaufwand und Akkommodationserfolg 33

Ametropes Auge 34
Refraktionsdefizit, Augenlänge und Brennweite 34
Fern- und Nahpunktrefraktion 35
Akkommodationsgebiet ohne Korrektion 35
Korrektion des ametropen Auges 35
Korrektionsglas und Netzhautbildgröße 37

Optische Brillenanpassung 38
Festlegung der Zentrierpunkte 38

Lernfeld 8: Astigmatisch fehlsichtige Kunden beraten und versorgen

Korrektion des Astigmatismus ... 39
Astigmatisches Auge ... 39
Korrektion mit Brillengläsern ... 39
Korrektion mit Kontaktlinsen ... 40

Brillenglasberatung ... 40
Anamorphotische Verzerrungen ... 40
Fehlzylinder und Fehlsphäre ... 41

Lernfeld 9: Dienstleistungen und Verwaltungsarbeiten durchführen

Lagerhaltung ... 42

Mehrwertsteuerbetrag und Bruttopreis ... 42

Verursachungsgerechte Kalkulation ... 43

Lernfeld 10: Presbyope Kunden beraten und versorgen

Korrektion der Presbyopie ... 44
Nahzusatz und Nahkorrektion ... 44

Brillenglasberatung ... 45
Akkommodationsgebiet mit Korrektion ... 45
Bildsprung ... 45
Multifokalgläser ... 46

Lernfeld 11: Kunden mit beeinträchtigtem Binokularsehen beraten und versorgen

Prismatische Verordnungen ... 47
Prismatische Wirkung, Einzelglas ... 47
Prismatische Wirkung, Glaspaar ... 47

Anisometropie ... 48

Lernfeld 12: Kunden mit Sondergläsern und Schutzbrillen versorgen

Iseikonische Brillengläser ... 49

Höhenausgleichprisma ... 49

Lernfeld 13: Kunden die Anwendung vergrößernder Sehhilfen erklären

Arbeitshilfen und vergrößernde Sehhilfen 50

Lupensysteme 50
Visolett-Lupe 52
Aplanatische Lupe 52

Fernrohrsysteme 52
Grundaufbau und Systemweite 52
Abbildung und Vergrößerung 53
Gesichtsfeld und Austrittspupille 53
Lichtstärke und Dämmerungszahl 54
Okularverschiebung 54
Anpassung von Fernrohrsystemen 54

Tabellen und fachliche Vorschriften

Brechzahlen unterschiedlicher Brillenglaswerkstoffe 56

Flächengeometrie von Brillengläsern 56

Grenzabweichungen nach DIN EN ISO 21987: 2017-12 57

Auge nach Gullstrand 58

Periodensystem der Elemente 59

Werkstoffe und Fertigungsverfahren 60
Legierungselemente 60
Schnittgeschwindigkeiten 60
Gewindesteigung 61

Kalkulation 61
Kalkulationsparameter 61
AW3-Anzahl 62

Kunden die Anwendung vergrößernder Sehhilfen erklären 63
Einteilung der Sehbehinderungen
nach der Weltgesundheitsorganisation WHO 63
Visusbedarf in Abhängigkeit von der Sehaufgabe 63

Stichwortverzeichnis 64

Mathematische Grundlagen

Griechisches Alphabet

Griechisches Alphabet								
Alpha	α	Α	Iota	ι	Ι	Rho	ρ	Ρ
Beta	β	Β	Kappa	ϰ	Κ	Sigma	σ	Σ
Gamma	γ	Γ	Lambda	λ	Λ	Tau	τ	Τ
Delta	δ	Δ	My	μ	Μ	Ypsilon	υ	Υ
Epsilon	ε	Ε	Ny	ν	Ν	Phi	φ	Φ
Zeta	ζ	Ζ	Xi	ξ	Ξ	Chi	χ	Χ
Eta	η	Η	Omikron	ο	Ο	Psi	ψ	Ψ
Theta	θ	Θ	Pi	π	Π	Omega	ω	Ω

Trigonometrie, rechtwinkeliges Dreieck

Winkelfunktionen

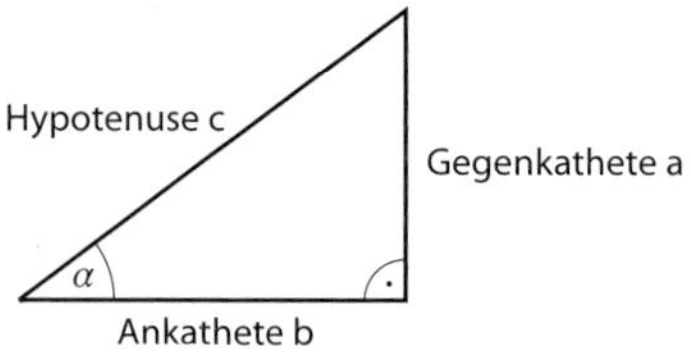

$$\sin \alpha = \frac{\text{Gegenkathete}}{\text{Hypotenuse}}$$

$$\cos \alpha = \frac{\text{Ankathete}}{\text{Hypotenuse}}$$

$$\tan \alpha = \frac{\text{Gegenkathete}}{\text{Ankathete}}$$

Satz des Pythagoras

$$c^2 = a^2 + b^2$$

Trigonometrie, beliebiges Dreieck

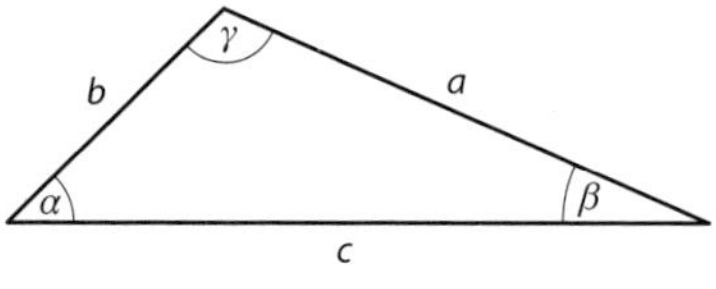

Sinussatz

$$\frac{\sin \alpha}{a} = \frac{\sin \beta}{b} = \frac{\sin \gamma}{c}$$

Kosinussatz

$$a^2 = b^2 + c^2 - 2bc \cdot \cos \alpha$$
$$b^2 = a^2 + c^2 - 2ac \cdot \cos \beta$$
$$c^2 = a^2 + b^2 - 2ab \cdot \cos \gamma$$

Strahlensätze

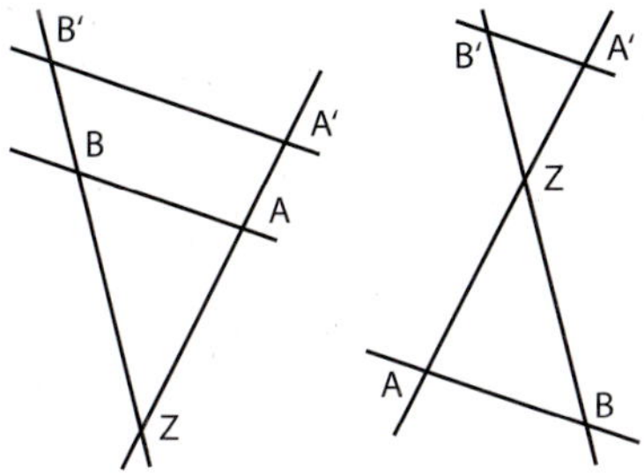

1. Strahlensatz $\frac{\overline{ZA}}{\overline{ZB}} = \frac{\overline{ZA'}}{\overline{ZB'}}$

2. Strahlensatz $\frac{\overline{AB}}{\overline{A'B'}} = \frac{\overline{ZA}}{\overline{ZA'}}$

Winkelmaße

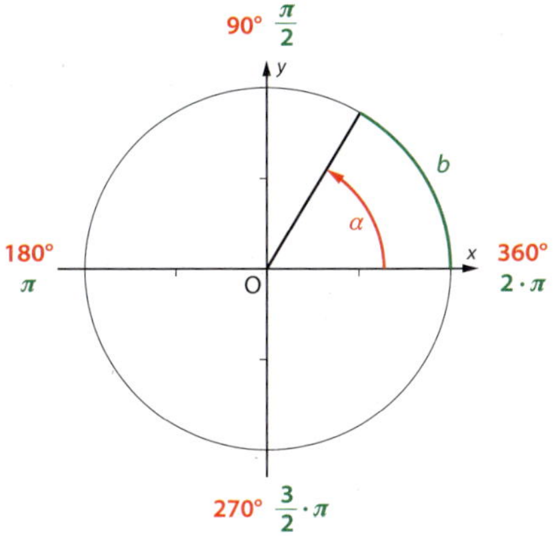

Gradmaß

360° ≙ Vollkreis

$1' = \frac{1°}{60}$ **Winkelminute**

$1'' = \frac{1'}{60}$ **Winkelsekunde**

Bogenmaß

$2 \cdot \pi$ ≙ Vollkreis

$$\alpha = \frac{b \cdot 360°}{2 \cdot \pi} = \frac{b \cdot 180°}{\pi}$$

$$b = \frac{\alpha \cdot 2 \cdot \pi}{360°} = \frac{\alpha \cdot \pi}{180°}$$

α Winkel in Grad
b Winkel im Bogenmaß

Geometrie

Kreisumfang

$U = 2 \cdot \pi \cdot r \cdot = \pi \cdot d$

Kreisfläche

$A = \pi \cdot r^2 = \frac{1}{4} \cdot \pi \cdot d^2$

r Radius
d Durchmesser

Zylindervolumen

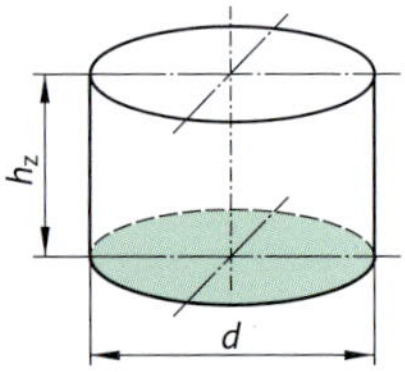

$V = \pi \cdot r^2 \cdot h_z = \frac{1}{4} \cdot \pi \cdot d^2 \cdot h_z$

r Radius
h_z Zylinderhöhe
d Durchmesser

Kugelvolumen

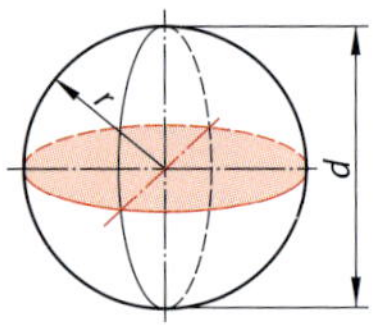

$V = \frac{4}{3} \cdot \pi \cdot r^3 = \frac{1}{6} \cdot \pi \cdot d^3$

r Radius
d Durchmesser

Physikalische Grundlagen

Internationales Einheitensystem (SI-Einheiten)

Basisgröße	Symbol	Einheit	Einheitenzeichen
Länge	*l*, *s*	Meter	m
Masse	*m*	Kilogramm	kg
Zeit	*t*	Sekunde	s
Stromstärke	*I*	Ampere	A
Thermodynamische Temperatur	*T*	Kelvin	K
Stoffmenge	*n*	Mol	mol
Lichtstärke	I_v	Candela	cd

Einheitenvorsätze (SI-Präfixe)

Vorsatz	Vorsatzzeichen	Wert	
Peta	P	10^{15}	Billiarde
Tera	T	10^{12}	Billion
Giga	G	10^{9}	Milliarde
Mega	M	10^{6}	Million
Kilo	k	10^{3}	Tausend
Hekto	h	10^{2}	Hundert
Deka	da	10^{1}	Zehn
Dezi	d	10^{-1}	Zehntel
Zenti	c	10^{-2}	Hundertstel
Milli	m	10^{-3}	Tausendstel
Mikro	µ	10^{-6}	Millionstel
Nano	n	10^{-9}	Milliardstel
Piko	p	10^{-12}	Billionstel
Femto	f	10^{-15}	Billiardstel

Statik und Mechanik

spezifisches Gewicht

$$\rho = \frac{m}{V}$$

m Masse in g
V Volumen in cm^3

Erdbeschleunigung (Ortsfaktor)

$$g = 9{,}81\ \frac{\mathrm{m}}{\mathrm{s}^2}$$

Gewichtskraft

$$F_G = m \cdot g$$

m Masse
g Erdbeschleunigung

Flächenpressung

$$p = \frac{F}{A}$$

F Kraft
A Fläche

Drehmoment

$$M = F \cdot l \qquad F \perp l$$

F Kraft
l Hebellänge

Geschwindigkeit

$$v = \frac{s}{t}$$

s Strecke
t Zeit

Umfangsgeschwindigkeit

$$v = \frac{2 \cdot \pi \cdot r}{T} = \frac{\pi \cdot d}{T}$$

r Radius
T Umlaufdauer
d Durchmesser

Optische Grundlagen

Lichtgeschwindigkeit

$$c_{\text{Vakuum}} = 300\,000\ \frac{\text{km}}{\text{s}}$$

$$c_{\text{Medium}} = \frac{c_{\text{Vakuum}}}{n_{\text{Medium}}}$$

c_{Vakuum} Lichtgeschwindigkeit im Vakuum
c_{Medium} Lichtgeschwindigkeit im Medium
n_{Medium} Brechzahl des Mediums

Frequenz und Wellenlänge

λ Wellenlänge
A Amplitude

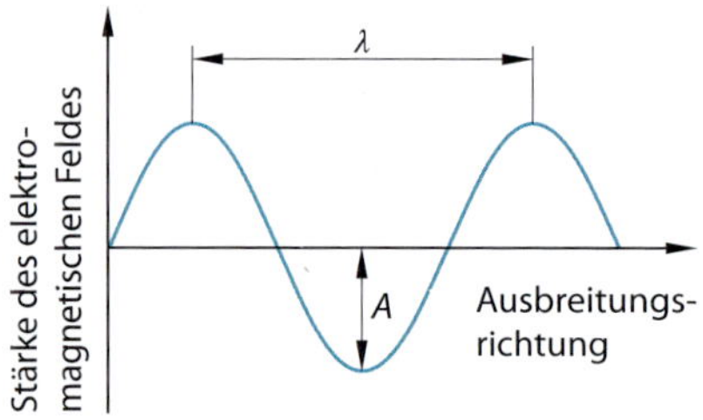

$$f = \frac{1}{T}$$ **Frequenz**

$$\lambda = \frac{c_{\text{Medium}}}{f}$$ **Wellenlänge**

T Schwingungsdauer
c_{Medium} Lichtgeschwindigkeit im Medium

Reflexionsgesetz

Einfallswinkel = Ausfallswinkel

Brechungsgesetz nach Snellius

$$n \cdot \sin \varepsilon = n' \cdot \sin \varepsilon'$$

n Brechzahl des ersten Mediums
ε Einfallswinkel
n' Brechzahl des zweiten Mediums
ε' Brechungswinkel

Ablenkungswinkel

$$\delta = |\varepsilon - \varepsilon'|$$

ε Einfallswinkel
ε' Brechungswinkel

Grenzwinkel der Totalreflexion

$$\varepsilon_{\text{Grenz}} = \sin^{-1}\left(\frac{n'}{n}\right)$$

n' Brechzahl des zweiten Mediums
n Brechzahl des ersten Mediums

Lernfeld 2: Einstärken-Brillengläser kontrollieren und einarbeiten

Sphärische Linsen in Luft

Linsengeometrie

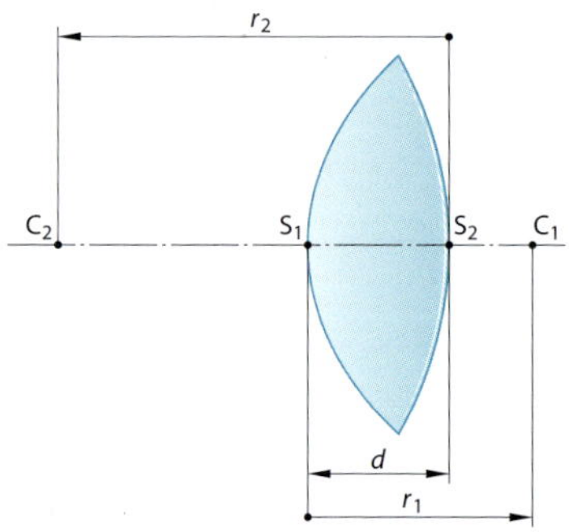

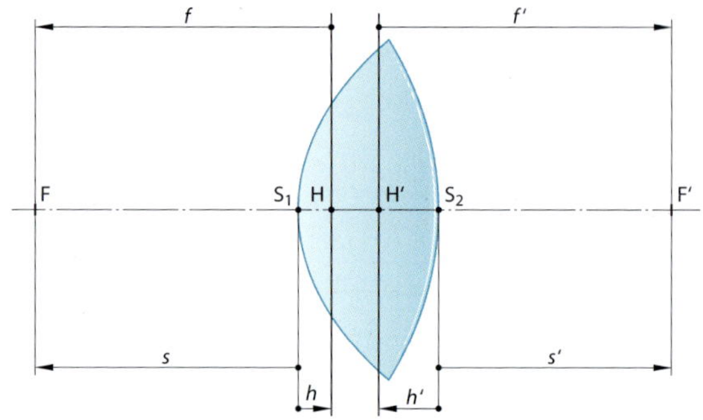

Vorderflächenbrechwert

$$D_1 = \frac{n-1}{r_1}$$

n	Brechzahl der Linse
r_1	Vorderflächenradius

Rückflächenbrechwert

$$D_2 = \frac{1-n}{r_2}$$

n	Brechzahl der Linse
r_2	Rückflächenradius

Flächenbrechwert, Sphärometer

$$D_{1/2} = D_{1/2_{\text{Sph}}} \cdot \frac{n-1}{n_{\text{Sph}}-1}$$

$D_{1/2}$	tatsächlicher Flächenbrechwert
$D_{1/2_{\text{Sph}}}$	mit Sphärometer ermittelter Flächenbrechwert
n	tatsächliche Brechzahl
n_{Sph}	für Sphärometer zugrunde gelegte Brechzahl

Gesamtbrechwert nach Gullstrand

$$D = D_1 + D_2 - \frac{d}{n} \cdot D_1 \cdot D_2$$

D_1 Vorderflächenbrechwert
D_2 Rückflächenbrechwert
d Mittendicke
n Brechzahl der Linse

objektseitiger Hauptpunktabstand

$$h = \frac{d \cdot D_2}{n \cdot D}$$

d Mittendicke
D_2 Rückflächenbrechwert
n Brechzahl der Linse
D Gesamtbrechwert

bildseitiger Hauptpunktabstand

$$h' = -\frac{d \cdot D_1}{n \cdot D}$$

d Mittendicke
D_1 Vorderflächenbrechwert
n Brechzahl des Linsenmaterials
D Gesamtbrechwert

objektseitige Brennweite

$$f = -\frac{1}{D}$$

D Gesamtbrechwert

bildseitige Brennweite

$$f' = \frac{1}{D}$$

D Gesamtbrechwert

objektseitige Schnittweite

$$s = f + h$$

f objektseitige Brennweite
h objektseitiger Hauptpunktabstand

bildseitige Schnittweite

$$s' = f' + h'$$

f' bildseitige Brennweite
h' bildseitiger Hauptpunktabstand

objektseitiger Scheitelbrechwert

$$S = -\frac{1}{s}$$

$$S = \frac{D_2}{1 - \frac{d}{n} \cdot D_2} + D_1$$

$$S = \frac{D}{1 - \frac{d}{n} \cdot D_2}$$

s objektseitige Schnittweite
D_2 Rückflächenbrechwert
D_1 Vorderflächenbrechwert
D Gesamtbrechwert
d Mittendicke
n Brechzahl der Linse

bildseitiger Scheitelbrechwert

$$S' = \frac{1}{s'}$$

$$S' = \frac{D_1}{1 - \frac{d}{n} \cdot D_1} + D_2$$

$$S' = \frac{D}{1 - \frac{d}{n} \cdot D_1}$$

s' bildseitige Schnittweite
D_1 Vorderflächenbrechwert
D_2 Rückflächenbrechwert
D Gesamtbrechwert
d Mittendicke
n Brechzahl der Linse

Eigenvergrößerung

$$N_E = \frac{S'}{D}$$

$$N_E = \frac{1}{1 - \frac{d}{n} \cdot D_1}$$

S' bildseitiger Scheitelbrechwert
D Gesamtbrechwert
d Mittendicke
n Brechzahl der Linse
D_1 Vorderflächenbrechwert

Abbildung durch sphärische Linsen in Luft

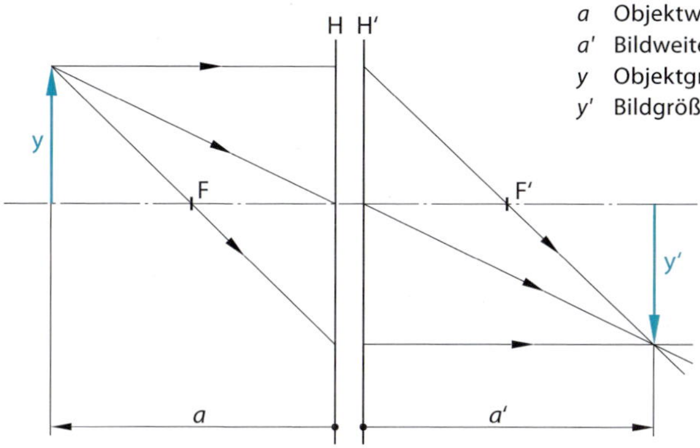

a Objektweite
a' Bildweite
y Objektgröße
y' Bildgröße

Abbildungsgleichung

$$\frac{1}{a'} = \frac{1}{a} + \frac{1}{f'}$$ Streckenform

a' Bildweite
a Objektweite
f' bildseitige Brennweite

$$A' = A + D$$ Vergenzform

A' Kehrwert der Bildweite
A Kehrwert der Objektweite
D Kehrwert der bildseitigen Brennweite

Abbildungsmaßstab

$$\beta' = \frac{a'}{a} = \frac{y'}{y}$$

a' Bildweite
a Objektweite
y' Bildgröße
y Objektgröße

Sphärische Linsen in beliebigen Medien

Linsengeometrie

Vorderflächenbrechwert

$$D_1 = \frac{n_1' - n_1}{r_1}$$

n_1' Brechzahl der Linse
n_1 Brechzahl des Mediums vor der Linse
r_1 Vorderflächenradius

Rückflächenbrechwert

$$D_2 = \frac{n_2' - n_2}{r_2}$$

n_2' Brechzahl des Mediums hinter der Linse
n_2 Brechzahl der Linse
r_2 Rückflächenradius

Gesamtbrechwert nach Gullstrand

$$D = D_1 + D_2 - \frac{d}{n_1'} \cdot D_1 \cdot D_2$$

D_1 Vorderflächenbrechwert
D_2 Rückflächenbrechwert
d Mittendicke
n_1' Brechzahl der Linse

objektseitiger Hauptpunktabstand

$$h = \frac{n_1 \cdot d \cdot D_2}{n_1' \cdot D}$$

n_1 Brechzahl des Mediums vor der Linse
d Mittendicke
D_2 Rückflächenbrechwert
n_1' Brechzahl der Linse
D Gesamtbrechwert

bildseitiger Hauptpunktabstand

$$h' = -\frac{n_2' \cdot d \cdot D_1}{n_2 \cdot D}$$

n_2' Brechzahl des Mediums hinter der Linse
d Mittendicke
D_1 Vorderflächenbrechwert
n_2 Brechzahl der Linse
D Gesamtbrechwert

objektseitige Brennweite

$$f = -\frac{n_1}{D}$$

n_1 Brechzahl des Mediums vor der Linse
D Gesamtbrechwert

bildseitige Brennweite

$$f' = \frac{n_2'}{D}$$

n_2' Brechzahl des Mediums hinter der Linse
D Gesamtbrechwert

Knotenpunktabstand

$$k = k' = f + f'$$

k objektseitiger Knotenpunktabstand
k' bildseitiger Knotenpunktabstand
f objektseitige Brennweite
f' bildseitige Brennweite

objektseitige Schnittweite

$$s = f + h$$

f objektseitige Brennweite
h objektseitiger Hauptpunktabstand

bildseitige Schnittweite

$$s' = f' + h'$$

f' bildseitige Brennweite
h' bildseitiger Hauptebenabstand

objektseitiger Scheitelbrechwert

$$S = -\frac{n_1}{s}$$

$$S = \frac{D_2}{n_1 \cdot \left(1 - \frac{d}{n_1'} \cdot D_2\right)} + D_1$$

$$S = \frac{D}{n_1 \cdot \left(1 - \frac{d}{n_1'} \cdot D_2\right)}$$

n_1 Brechzahl des Mediums vor der Linse
s objektseitige Schnittweite
D_2 Rückflächenbrechwert
D_1 Vorderflächenbrechwert
D Gesamtbrechwert
d Mittendicke
n_1' Brechzahl der Linse

bildseitiger Scheitelbrechwert

$$S' = \frac{n_2'}{s'}$$

$$S' = \frac{D_1}{n_2' \cdot \left(1 - \frac{d}{n_2} \cdot D_1\right)} + D_2$$

$$S' = \frac{D}{n_2' \cdot \left(1 - \frac{d}{n_2} \cdot D_1\right)}$$

n_2' Brechzahl des Mediums hinter der Linse
s' bildseitige Schnittweite
D_1 Vorderflächenbrechwert
D_2 Rückflächenbrechwert
D Gesamtbrechwert
d Mittendicke
n_2 Brechzahl der Linse

Abbildung durch sphärische Linsen in beliebigen Medien

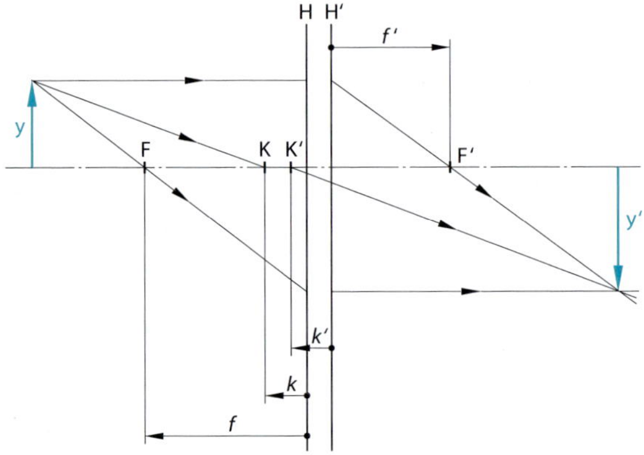

Abbildungsgleichung

$$\frac{n_2'}{a'} = \frac{n_1}{a} + \frac{n_2'}{f'}$$ **Streckenform**

n_2' Brechzahl des Mediums hinter der Linse
a' Bildweite
n_1 Brechzahl des Mediums vor der Linse
a Objektweite
f' bildseitige Brennweite

$$A' = A + D$$ **Vergenzform**

$$A' = \frac{n_2'}{a'}$$

$$A = \frac{n_1}{a}$$

$$D = \frac{n_2'}{f'}$$

Abbildungsmaßstab

$$\beta' = \frac{n_1 \cdot a'}{n_2' \cdot a} = \frac{y'}{y}$$

n_1	Brechzahl des Mediums vor der Linse
a'	Bildweite
n_2'	Brechzahl des Mediums hinter der Linse
a	Objektweite
y'	Bildgröße
y	Objektgröße

Sphärotorische Linsen in Luft

Abbildung durch sphärotorische Linsen

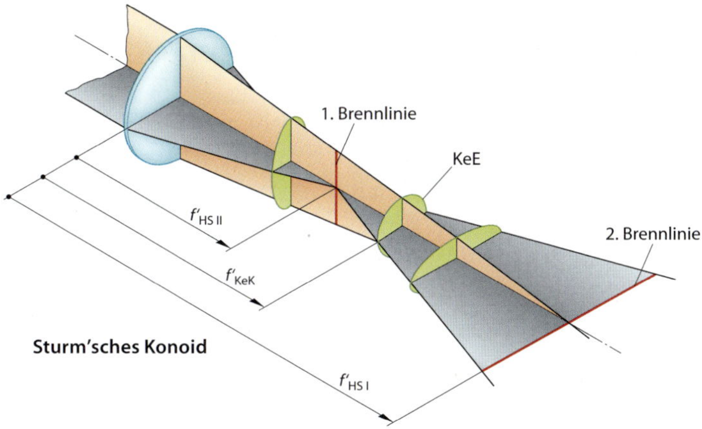

TABO-Gradbogenschema

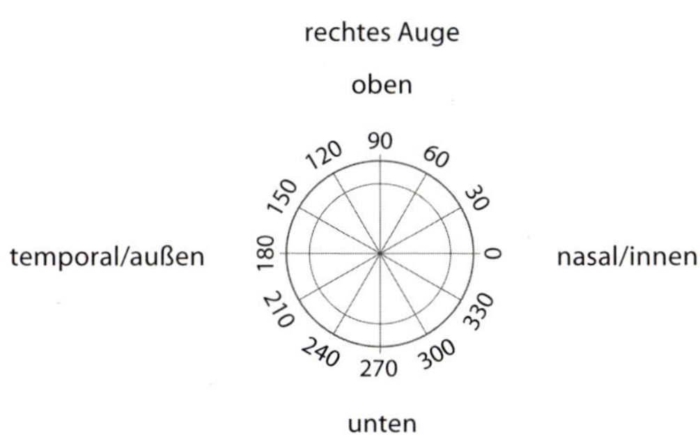

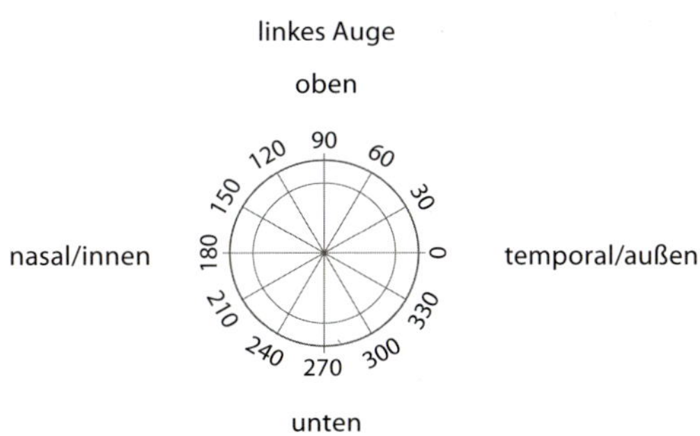

Wirkung und Kreis engster Einschnürung

Wirkung in beliebiger Richtung

$$D_\alpha = D_{sph} + D_{cyl} \cdot \sin^2\alpha$$

D_{sph} Wirkung der sphärischen Komponente
D_{cyl} Wirkung der zylindrischen Komponente
α Wirkungsrichtung gemäß TABO-Schema

Kreis engster Einschnürung

$$D_{KeE} = \frac{D_{HS\,I} + D_{HS\,II}}{2}$$ Gesamtbrechwert

$D_{HS\,I}$ Wirkung im ersten Hauptschnitt
$D_{HS\,II}$ Wirkung im zweiten Hauptschnitt

$$f'_{KeE} = \frac{1}{D_{KeE}}$$ bildseitige Brennweite

Kenngrößen von Brillenglaswerkstoffen

Hauptbrechzahl

n_e Brechzahl der grünen e-Linie ($\lambda = 546$ mm)

Hauptdispersion

$$\Delta n = n_{F'} - n_{C'}$$

$n_{F'}$ Brechzahl der blauen F'-Linie ($\lambda = 480$ mm)
$n_{C'}$ Brechzahl der roten C'-Linie ($\lambda = 644$ mm)

Dispersionswinkel

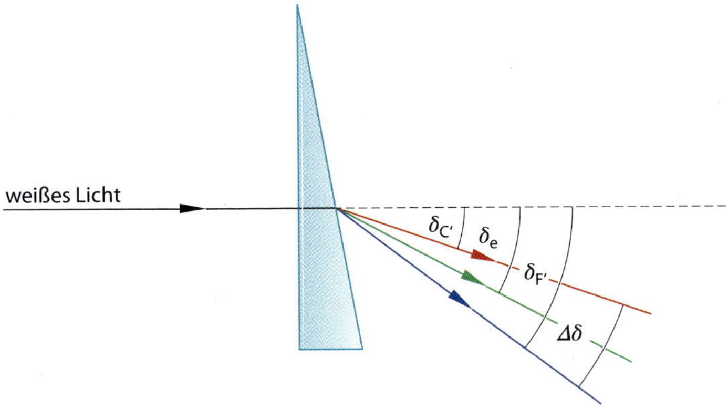

$$\Delta\delta = \delta_{F'} - \delta_{C'}$$

$\delta_{F'}$ Ablenkungswinkel der blauen F'-Linie
$\delta_{C'}$ Ablenkungswinkel der roten C'-Linie

Abbe-Zahl

$$\nu_e = \frac{n_e - 1}{n_{F'} - n_{C'}}$$

$$\nu_e = \frac{n_e - 1}{\Delta n}$$

$$\nu_e = \frac{\delta_e}{\Delta \delta}$$

n_e Hauptbrechzahl
$n_{F'}$ Brechzahl der blauen F'-Linie ($\lambda = 480$ mm)
$n_{C'}$ Brechzahl der roten C'-Linie ($\lambda = 644$ mm)
Δn Hauptdispersion
δ_e mittlerer Ablenkungswinkel
$\Delta \delta$ Dispersionswinkel

Reflexionsgrad nach Fresnel

$$\rho = \left(\frac{n' - n}{n' + n}\right)^2$$ gilt für $\varepsilon = 0°$

n' Brechzahl des zweiten Mediums
n Brechzahl des ersten Mediums

Volumen und Gewicht von rohrunden Brillengläsern

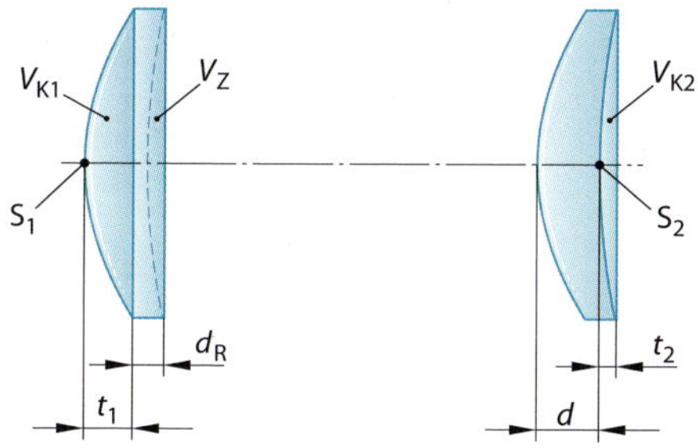

vordere Scheiteltiefe

$$t_1 = r_1 - \sqrt{r_1^2 - \left(\frac{Ø}{2}\right)^2}$$

r_1 Vorderflächenradius
Ø Rohglasdurchmesser

hintere Scheiteltiefe

$$t_2 = r_2 - \sqrt{r_2^2 - \left(\frac{Ø}{2}\right)^2}$$

r_2 Rückflächenradius
Ø Rohglasdurchmesser

Randdicke

$$d_R = d + t_2 - t_1$$

d	Mittendicke
t_2	hintere Scheiteltiefe
t_1	vordere Scheiteltiefe

Volumen des vorderen Kugelabschnitts

$$V_{K_1} = \frac{\pi}{3} \cdot t_1^2 \cdot (3 \cdot r_1 - t_1)$$

t_1	vordere Scheiteltiefe
r_1	Vorderflächenradius

Volumen des hinteren Kugelabschnitts

$$V_{K_2} = \frac{\pi}{3} \cdot t_2^2 \cdot (3 \cdot r_2 - t_2)$$

t_2	hintere Scheiteltiefe
r_2	Rückflächenradius

Zylindervolumen

$$V_Z = \pi \cdot \left(\frac{Ø}{2}\right)^2 \cdot d_R$$

Ø	Rohglasdurchmesser
d_R	Randdicke

Gesamtvolumen

$$V_{gesamt} = V_{K_1} + V_Z - V_{K_2}$$

V_{K_1}	Volumen des vorderen Kugelabschnitts
V_Z	Zylindervolumen
V_{K_2}	Volumen des hinteren Kugelabschnitts

Rohglasgewicht

$$m = V_{gesamt} \cdot \rho$$

V_{gesamt}	Gesamtvolumen
ρ	spezifisches Gewicht des Glasmaterials

Beschichtung von Brillengläsern

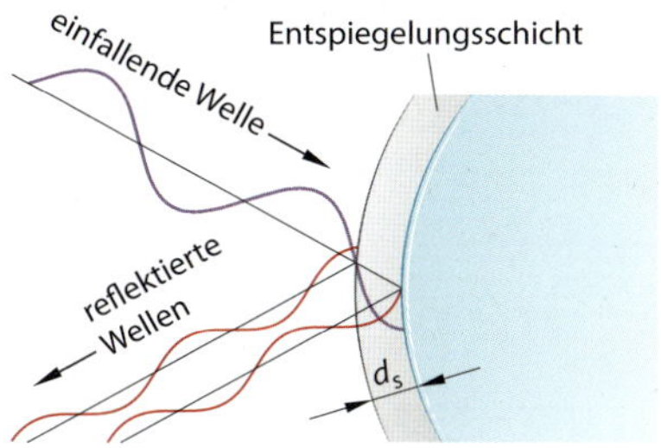

Brechzahl der Schicht $n_S = \sqrt{n_{Glas}}$ **Amplitudenbedingung**

n_{Glas} Brechzahl des Glasmaterials

Dicke der Schicht $d_S = \dfrac{\lambda_{Vakuum}}{4 \cdot n_S}$ **Phasenbedingung**

λ_{Vakuum} Wellenlänge im Vakuum
n_S Brechzahl des Schichtmaterials

Lichtablenkung durch Prismen

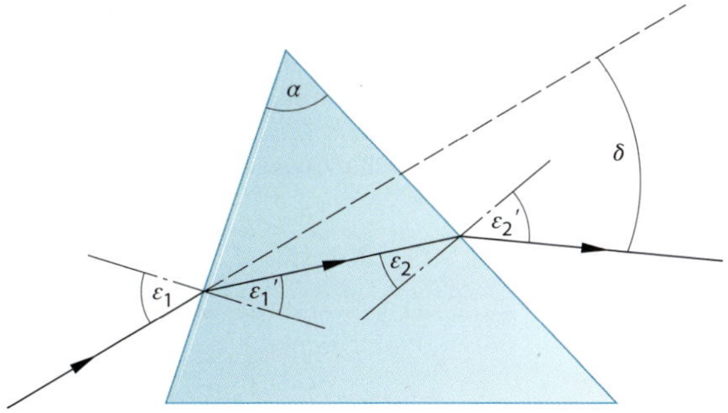

Beliebiger Strahlenverlauf

Winkel im Prisma $\alpha = \varepsilon_1' + \varepsilon_2$

α Prismenwinkel
ε_1' Brechungswinkel Vorderfläche
ε_2 Einfallswinkel Rückfläche

Ablenkungswinkel

$\delta = \varepsilon_1 + \varepsilon_2' - \alpha$

ε_1	Einfallswinkel Vorderfläche
ε_2'	Brechungswinkel Rückfläche
α	Prismenwinkel

Minimale Ablenkung

Winkel im Prisma

$\varepsilon_1' = \varepsilon_2 = \frac{\alpha}{2}$

ε_1'	Brechungswinkel Vorderfläche
ε_2	Einfallswinkel Rückfläche
α	Prismenwinkel

Ablenkungswinkel, minimal

$\delta_{min} = 2 \cdot \varepsilon_1 - \alpha$

ε_1	Einfallswinkel Vorderfläche
α	Prismenwinkel

Maximale Ablenkung

Winkel im Prisma

$\varepsilon_2 = \varepsilon_{Grenz} = \sin^{-1}\left(\frac{1}{n_{Prisma}}\right)$

$\alpha = \varepsilon_1' + \varepsilon_2$

ε_2	Einfallswinkel Rückfläche
ε_{Grenz}	Grenzwinkel der Totalreflexion
n_{Prisma}	Brechzahl des Prismas
α	Prismenwinkel
ε_1'	Brechungswinkel Vorderfläche

Ablenkungswinkel, maximal

$\delta_{max} = \varepsilon_1 + 90° - \alpha$

ε_1	Einfallswinkel der Vorderfläche
α	Prismenwinkel

Keilprisma ($\alpha \leq 10°$)

Ablenkung bei kleinem Einfallswinkel

$\delta \approx \alpha \cdot (n_{Prisma} - 1)$

α	Prismenwinkel
n_{Prisma}	Brechzahl des Prismas

Prismatische Ablenkung

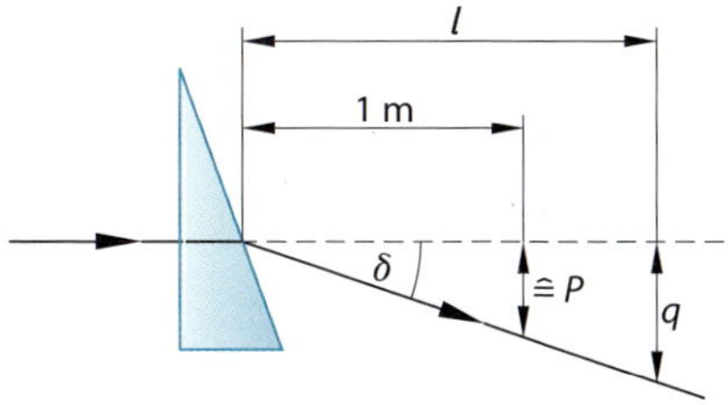

Prismatische Wirkung

$$P = \frac{q}{l}$$

$$P = 100\,\frac{\text{cm}}{\text{m}} \cdot \tan\delta$$

q Ablenkung in cm
l Bezugsstrecke in m
δ Ablenkungswinkel

Prentice-Formel

$$P = c \cdot |S'|$$

c Dezentrationsbetrag in cm
S' bildseitiger Scheitelbrechwert

Farbsaum

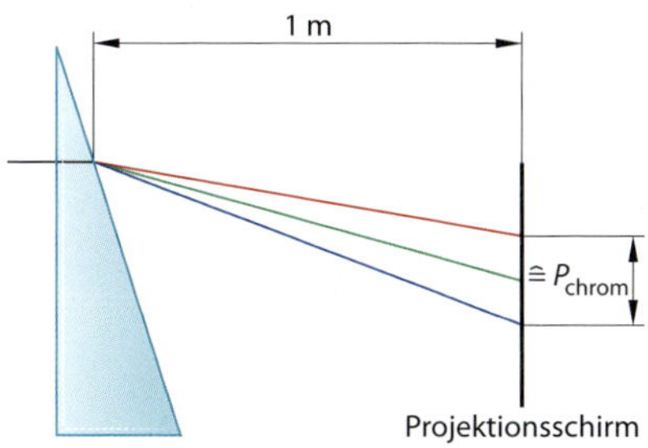

$$P_{chrom} = \frac{P}{\nu_e}$$

P prismatische Wirkung
ν_e Abbe-Zahl

Einarbeitung von Brillengläsern

Fassungs- und Zentriermaße

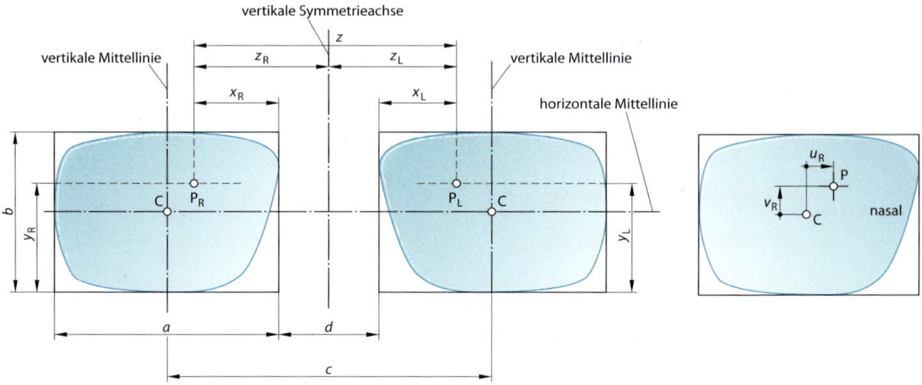

Scheibenmittenabstand

$$c = a + d$$

a Scheibenlänge
d Abstand zwischen den Gläsern

horizontales Zentriermaß

$$u_{R/L} = \frac{c}{2} - z_{R/L} \qquad u_{R/L} = \frac{a}{2} - x_{R/L}$$

c Scheibenmittenabstand
$z_{R/L}$ horizontaler Zentrierpunktabstand
a Scheibenlänge
$x_{R/L}$ horizontales Kontrollmaß

vertikales Zentriermaß

$$v_{R/L} = y_{R/L} - \frac{b}{2}$$

$y_{R/L}$ vertikale Koordinate des Zentrierpunktes
b Scheibenhöhe

horizontales Kontrollmaß

$$x_{R/L} = z_{R/L} - \frac{d}{2}$$

$z_{R/L}$ horizontaler Zentrierpunktabstand
d Abstand zwischen den Gläsern

Lernfeld 3: Sehtestergebnisse erklären

Bestimmung der Sehschärfe

Visus

$$V = \frac{1'}{\varepsilon}$$

$$V = \frac{0{,}29\,\frac{\text{mm}}{\text{m}} \cdot |\alpha|}{d_{\text{min}}}$$

ε angulare Sehschärfe in Winkelminuten
a Prüfentfernung
d_{min} Mindestabstand

Visus und Prüfentfernung

$$V_{\text{real}} = \frac{a_{\text{real}}}{a_{\text{soll}}} \cdot V_{\text{soll}}$$

a_{real} reale Prüfentfernung
a_{soll} Soll-Prüfentfernung
V_{soll} Soll-Visus

Sehzeichendurchmesser

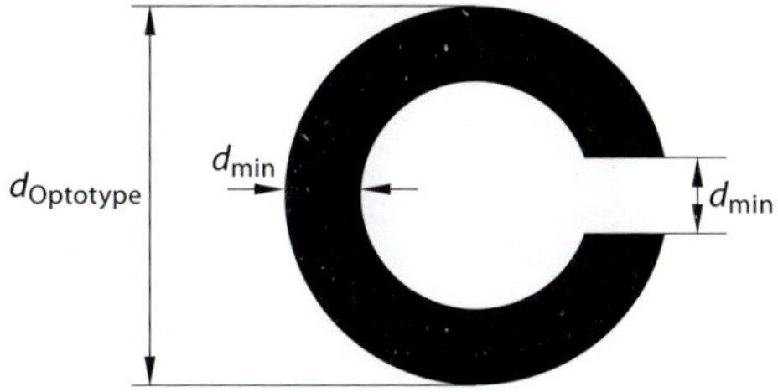

$$d_{\text{Optotype}} = 5 \cdot d_{\text{min}}$$

d_{min} Mindestabstand

Mindestanzahl korrekt benannter Sehzeichen

$$n_{\text{min}} = n \cdot 0{,}6$$

n Sehzeichenanzahl der Visusstufe

Lernfeld 5: Brillen instand setzen oder modifizieren

Werkstoffe in der Augenoptik

Nickellässigkeit

$$m_{\mathrm{Ni}_{\mathrm{max}}} = 0{,}5 \, \frac{\mu\mathrm{g}}{\mathrm{Woche} \cdot \mathrm{cm}^2}$$

nach Bedarfsgegenständeverordnung (BedGgstV)

Feingoldgehalt

$$\mathrm{Au}_{0/00} = \frac{\mathrm{Au}_{\mathrm{kt}} \cdot 1000}{24}$$

$\mathrm{Au}_{0/00}$	Feingoldgehalt in Promille
$\mathrm{Au}_{\mathrm{kt}}$	Feingoldgehalt in Karat

Fertigungsverfahren

Schnittgeschwindigkeit

$$v_{\mathrm{c}} = d \cdot \pi \cdot n$$

d	Werkzeugdurchmesser in m
n	Drehzahl in s^{-1} oder min^{-1}

Bohrlochdurchmesser

$$d_{\mathrm{Bohrer}} = d_{\mathrm{Gewinde}} - P$$

d_{Gewinde}	Nenndurchmesser des Gewindes
P	Gewindesteigung

Materialzugabe

$$Z_{\mathrm{Senkkopf}} = d_{\mathrm{Niet}} \cdot 0{,}75$$
$$Z_{\mathrm{Rundkopf}} = d_{\mathrm{Niet}} \cdot 1{,}50$$

d_{Niet} Nietschaftdurchmesser

Lernfeld 6: Kunden mit Sonnenschutzgläsern versorgen

Reduzierende Brillengläser

Reflexionsgrad nach Fresnel

$$\rho = \left(\frac{n' - n}{n' + n}\right)^2$$ gilt für $\varepsilon = 0°$

n' Brechzahl des zweiten Mediums
n Brechzahl des ersten Mediums

Transmissionsgrad

$$\tau = (1 - \rho_1) \cdot (1 - \alpha) \cdot (1 - \rho_2)$$

ρ_1 Reflexionsgrad der Vorderfläche
α Absorptionsgrad des Glasmaterials
ρ_2 Reflexionsgrad der Rückfläche

Gesamttransmission

$$\tau_{ges} = \tau_1 \cdot \tau_2$$

τ_1 Transmission durch das erste Filterglas
τ_2 Transmission durch das zweite Filterglas

Lernfeld 7: Sphärisch fehlsichtige Kunden beraten und versorgen

Emmetropes Auge

Netzhautbildgröße

Objekt in der Ferne

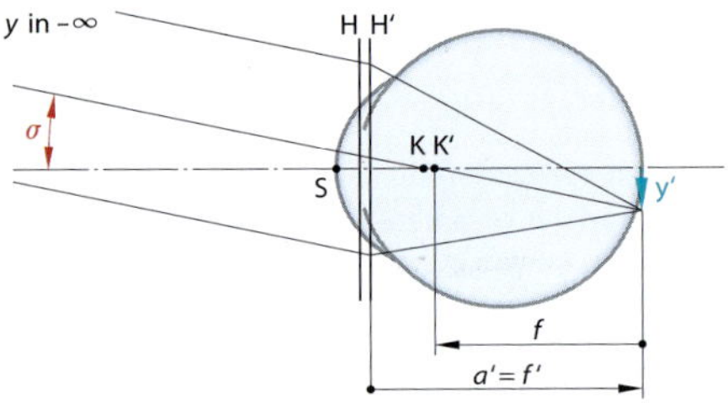

$$y' = f \cdot \tan \sigma$$

$$y' = -\frac{a'}{n_G} \cdot \tan \sigma$$

f	objektseitige Brennweite des Gullstrandauges
σ	Sehwinkel
a'	Bildweite
n_G	Brechzahl des Gullstrandauges

Objekt in der Nähe

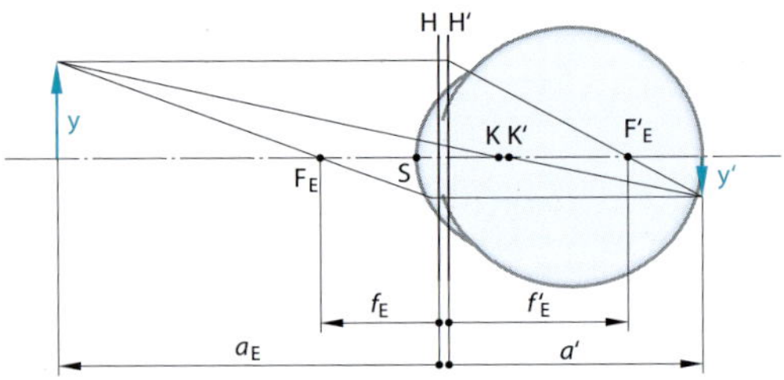

$$a' = \frac{n_G}{D_G}$$

$$y' = \frac{a' \cdot y}{a_E \cdot n_G}$$

n_G	Brechzahl des Gullstrandauges
D_G	Gesamtbrechwert des Gullstrandauges
a'	Bildweite
y	Objektgröße
a_E	Einstellentfernung

Augenlänge

allgemein

$$l_A = f' + \overline{SH'}$$

$$l_A = \frac{n_G}{D} + \overline{SH'}$$

f'	bildseitige Brennweite des Auges
$\overline{SH'}$	Strecke zwischen Apex und bildseitiger Hauptebene
n_G	Brechzahl des Gullstrandauges
D	Gesamtbrechwert des Auges

Gullstrandauge

$$l_A = f'_G + \overline{SH'}$$

f'_G bildseitige Brennweite des Gullstrandauges
$\overline{SH'}$ Strecke zwischen Apex und bildseitiger Hauptebene

Fern-, Einstell- und Nahpunktrefraktion

Fernpunktrefraktion

$$A_R = \frac{1}{a_R} = \frac{1}{-\infty} = 0$$

a_R Fernpunktweite

Einstellrefraktion

$$A_E = \frac{1}{a_E}$$

a_E Einstellweite

Nahpunktrefraktion

$$A_P = \frac{1}{a_P}$$

a_P Nahpunktweite

Akkommodationsgebiet

Fern- und Nahpunktweite

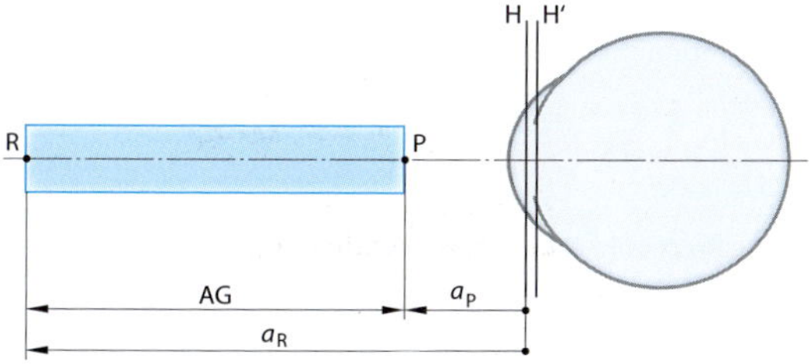

$$a_R = \frac{1}{A_R} = \frac{1}{-0} = -\infty$$

$$a_P = \frac{1}{A_P}$$

A_R Fernpunktrefraktion
A_P Nahpunktrefraktion

Akkommodationsaufwand und Akkommodationserfolg

Akkommodationserfolg

$$\Delta A = -A_E$$

A_E Einstellrefraktion

maximaler Akkommodationserfolg

$$\Delta A_{max} = -A_P$$

A_P Nahpunktrefraktion

Akkommodationsaufwand

$$\Delta D = D_E - D_R$$
$$\Delta D = 1{,}1 \cdot \Delta A$$

D_E Gesamtbrechwert bei Akkommodation auf E
D_R Gesamtbrechwert bei Akkommodation auf R

maximaler Akkommodationsaufwand

$$\Delta D_{max} = D_P - D_R$$
$$\Delta D_{max} = 1{,}1 \cdot \Delta A_{max}$$

D_P Gesamtbrechwert bei Akkommodation auf P
D_R Gesamtbrechwert bei Akkommodation auf R
ΔA_{max} maximaler Akkommodationserfolg

Vereinbarung

$$\Delta D \approx \Delta A$$
$$\Delta D_{max} \approx \Delta A_{max}$$

ΔD Akkommodationsaufwand
ΔA Akkommodationserfolg
ΔD_{max} maximaler Akkommodationsaufwand
ΔA_{max} maximaler Akkommodationserfolg

Ametropes Auge

Refraktionsdefizit, Augenlänge und Brennweite

Refraktionsdefizit

$$D_{RD} = -A_R$$

A_R Fernpunktrefraktion

Augenlänge bei Längenametropie

$$l_A = \frac{n_G}{D_G + A_R} + \overline{SH'}$$

n_G Brechzahl des Gullstrandauges
D_G Gesamtbrechwert des Gullstrandauges
A_R Fernpunktrefraktion
$\overline{SH'}$ Strecke zwischen Apex und bildseitiger Hauptebene

Brennweite, bildseitig

$$f' = \frac{n_G}{D_R}$$

n_G Brechzahl des Gullstrandauges
D_R Gesamtbrechwert des fernakkommodierenden Auges

Fern- und Nahpunktrefraktion

Fernpunktrefraktion

$$A_R = \frac{1}{a_R}$$

a_R	Fernpunktweite

Nahpunktrefraktion

$$A_P = A_R - \Delta A_{max}$$

A_R	Fernpunktrefraktion
ΔA_{max}	maximaler Akkommodationserfolg

Akkommodationsgebiet ohne Korrektion

Fernpunktweite

$$a_{Rsc} = \frac{1}{A_R}$$

A_R	Fernpunktrefraktion

Nahpunktweite

$$a_{P_{sc}} = \frac{1}{A_P}$$

$$a_{P_{sc}} = \frac{1}{A_R - \Delta A_{max}}$$

A_P	Nahpunktrefraktion
A_R	Fernpunktrefraktion
ΔA_{max}	maximaler Akkommodationserfolg

Korrektion des ametropen Auges

Akkommodationserfolg mit Korrektion

$$\Delta A_{cc} = \Delta A_{sc} \cdot \frac{1}{N_G^2}$$

ΔA_{sc}	Akkommodationserfolg ohne Korrektion
N_G	Gesamtvergrößerung

Hauptpunktscheitelabstand

$$e^* = e + \overline{S_2H}$$

e	Hornhautscheitelabstand
$\overline{S_2H}$	Strecke zwischen rückwärtigem Scheitelpunkt des Brillenglases und objektseitiger Hauptebene des Auges

Fernpunktrefraktion und Scheitelbrechwert

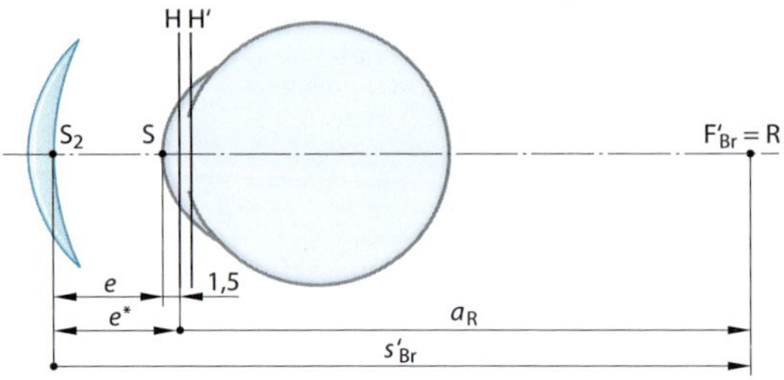

$$A_R = \frac{S'}{1 - e^* \cdot S'}$$

$$S' = \frac{A_R}{1 + e^* \cdot A_R}$$

A_R Fernpunktrefraktion
S' bildseitiger Scheitelbrechwert
e^* Hauptpunktscheitelabstand

HSA-Änderung

$$\Delta e = e_{neu} - e_{alt}$$

e_{neu} endgültiger Hornhautscheitelabstand
e_{alt} ursprünglicher Hornhautscheitelabstand

Scheitelbrechwert nach Änderung des HSA

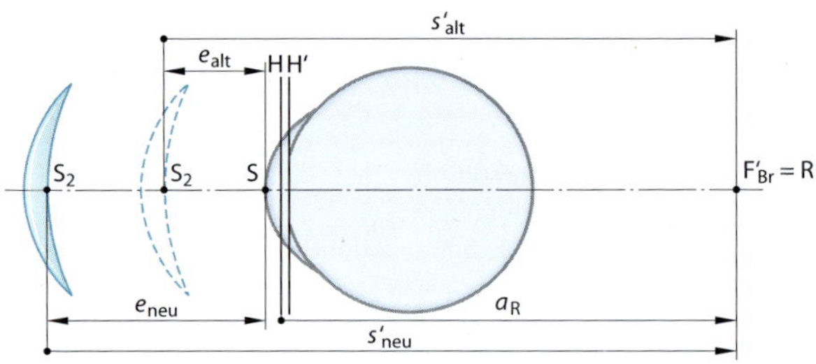

$$S'_{neu} = \frac{S'_{alt}}{1 + (e_{neu} - e_{alt}) \cdot S'_{alt}}$$

S'_{alt} ursprünglicher Scheitelbrechwert
e_{neu} endgültiger Hornhautscheitelabstand
e_{alt} ursprünglicher Hornhautscheitelabstand

Scheitelbrechwert der Kontaktlinse

$$S'_{KL} = \frac{S'_{Br}}{1 - e_{Br} \cdot S'_{Br}}$$

S'_{Br} Scheitelbrechwert der Brille
e_{Br} Hornhautscheitelabstand der Brille

Grenzwert, physiologisch verträglich

$$\Delta S'_{max} = \pm 0{,}125 \text{ dpt}$$

Myopisierung: +0,125 dpt
Hyperopisierung: –0,125 dpt

HSA-Änderung, physiologisch verträglich

$$\Delta e_{max} = \frac{\Delta S'_{max}}{S'^2_{alt} - S'_{alt} \cdot \Delta S'_{max}}$$

$\Delta S'_{max}$ physiologischer Grenzwert
S'_{alt} ursprünglicher Scheitelbrechwert

Korrektionsglas und Netzhautbildgröße

Eigenvergrößerung

$$N_E = \frac{S'}{D}$$

$$N_E = \frac{1}{1 - \frac{d}{n} \cdot D_1}$$

S' Scheitelbrechwert
D Gesamtbrechwert
d Mittendicke
n Brechzahl
D_1 Vorderflächenbrechwert

Systemvergrößerung

$$N_S = \frac{A_R}{S'}$$

$$N_S = \frac{1}{1 - e^* \cdot S'}$$

A_R Fernpunktrefraktion
e^* Hauptpunktscheitelabstand
S' Scheitelbrechwert

Gesamtvergrößerung

$$N_G = \frac{A_R}{D}$$

$$N_G = N_E \cdot N_S$$

A_R Fernpunktrefraktion
D Gesamtbrechwert
N_E Eigenvergrößerung
N_S Systemvergrößerung

Optische Brillenanpassung

Festlegung der Zentrierpunkte

Strecke zwischen 0_B und H_B

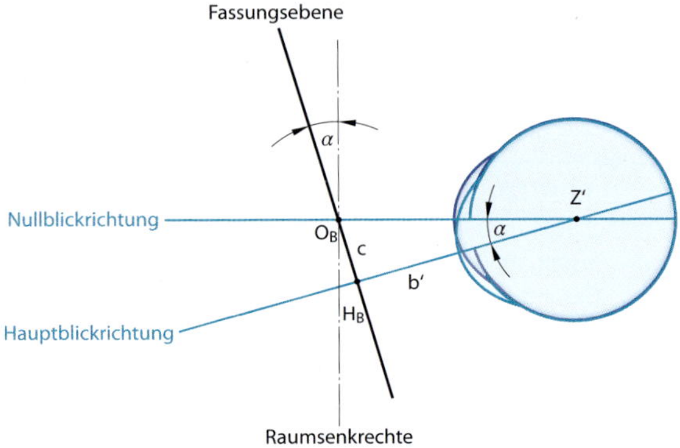

$c = b' \cdot \tan \alpha$

$b' = e + 13{,}5\text{ mm}$

- *b′* Drehpunktscheitelabstand
- *e* Hornhautscheitelabstand
- *α* Vorneigungswinkel

Zentrierpunktabstand für die Nähe

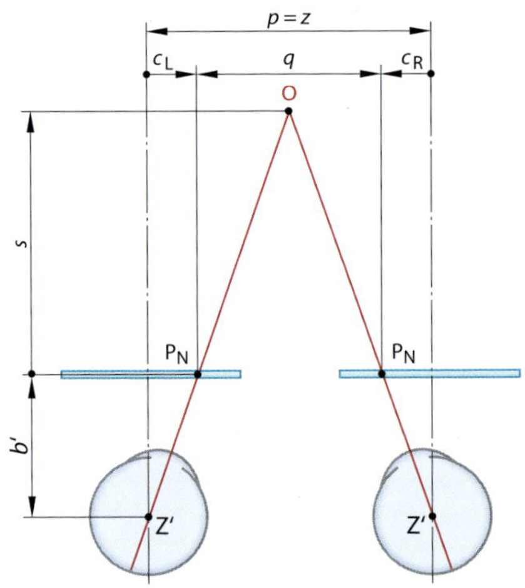

$$q_{R/L} = \frac{p_{R/L} \cdot s}{s - b'}$$

$$c_{R/L} = p_{R/L} - q_{R/L}$$

- $p_{R/L}$ Pupillenabstand für die Ferne
- *s* Abstand zwischen Fassungsebene und Objekt
- *b′* Drehpunktscheitelabstand
- $c_{R/L}$ Dezentrationsbetrag

Lernfeld 8: Astigmatisch fehlsichtige Kunden beraten und versorgen

Korrektion des Astigmatismus

Astigmatisches Auge

astigmatische Differenz

$$\Delta D_R = D_{R\,I} - D_{R\,II}$$

$D_{R\,I}$ Gesamtbrechwert in HS_I
$D_{R\,II}$ Gesamtbrechwert in HS_{II}

Brennlinien, Lage

$$f'_{I/II} = \frac{n_G}{D_{R\,I/II}}$$

n_G Brechzahl des Gullstrandauges
$D_{R\,I/II}$ Gesamtbrechwert in $HS_{I/II}$

Kreis engster Einschnürung, Lage

$$f'_{KeE} = \frac{2 \cdot n_G}{D_{R\,I} + D_{R\,II}}$$

n_G Brechzahl des Gullstrandauges
$D_{R\,I/II}$ Gesamtbrechwert in $HS_{I/II}$

Korrektion mit Brillengläsern

Fernpunktrefraktion und Scheitelbrechwert

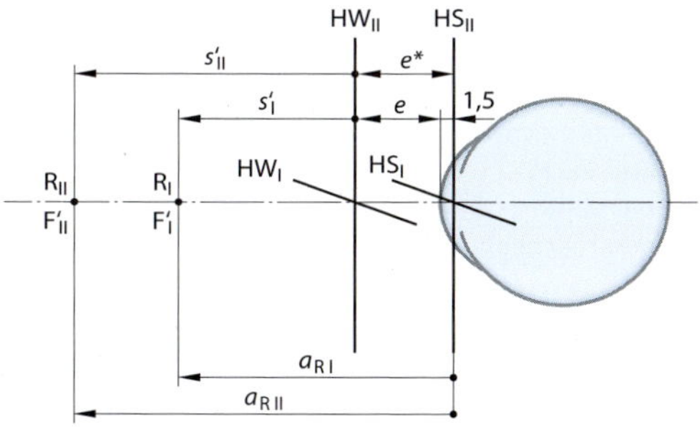

$$A_{R\,I/II} = \frac{S'_{I/II}}{1 - e^* \cdot S'_{I/II}}$$

$$S'_{I/II} = \frac{A_{R\,I/II}}{1 + e^* \cdot A_{R\,I/II}}$$

$A_{R\,I/II}$ Fernpunktrefraktion in $HS_{I/II}$
$S'_{I/II}$ Scheitelbrechwert in $HS_{I/II}$
e^* Hauptpunktscheitelabstand

Scheitelbrechwert nach Änderung des HSA

$$S'_{I/II\,neu} = \frac{S'_{I/II\,alt}}{1 + (e_{neu} - e_{alt}) \cdot S'_{I/II\,alt}}$$

$S'_{I/II_{alt}}$ ursprünglicher Scheitelbrechwert in $HS_{I/II}$
e_{neu} endgültiger Hornhautscheitelabstand
e_{alt} ursprünglicher Hornhautscheitelabstand

Grenzwert, physiologisch verträglich

$\Delta S'_{max} = \pm 0{,}125$ dpt

Myopisierung: +0,125 dpt
Hyperopisierung: –0,125 dpt

HSA-Änderung, physiologisch verträglich

$$\Delta e_{max} = \frac{\Delta S'_{max}}{S'^2_{alt} - S'_{alt} \cdot \Delta S'_{max}}$$

$\Delta S'_{max}$ physiologischer Grenzwert
S'_{alt} betragshöherer Scheitelbrechwert

Korrektion mit Kontaktlinsen

Gesamtastigmatismus

$$A_G = A_ä + A_i$$

$A_ä$ äußerer Astigmatismus
A_i innerer Astigmatismus

äußerer Astigmatismus

$$A_ä = 376\,\frac{\text{mm}}{\text{m}} \cdot \left(\frac{1}{r_{steil}} - \frac{1}{r_{flach}}\right)$$

r_{steil} kleinerer Hornhautradius
r_{flach} größerer Hornhautradius

Brillenglasberatung

Anamorphotische Verzerrungen

Eigenvergrößerung

$$N_{E\,I/II} = \frac{S'_{I/II}}{D_{I/II}} = \frac{1}{1 - \frac{d}{n} \cdot D_{1\,I/II}}$$

$S'_{I/II}$ Scheitelbrechwert in $HS_{I/II}$
$D_{I/II}$ Gesamtbrechwert in $HS_{I/II}$
d Mittendicke
n Brechzahl
$D_{1\,I/II}$ Vorderflächenbrechwert

Systemvergrößerung

$$N_{S\,I/II} = \frac{A_{R\,I/II}}{S'_{I/II}} = \frac{1}{1 - e^* \cdot S'_{I/II}}$$

$A_{R\,I/II}$ Fernpunktrefraktion in $HS_{I/II}$
$S'_{I/II}$ Scheitelbrechwert in $HS_{I/II}$
e^* Hauptpunktscheitelabstand

Gesamtvergrößerung

$$N_{G\,I/II} = \frac{A_{R\,I/II}}{D_{I/II}} = N_{E\,I/II} \cdot N_{S\,I/II}$$

$A_{R\,I/II}$ Fernpunktrefraktion in $HS_{I/II}$
$D_{I/II}$ Gesamtbrechwert in $HS_{I/II}$
$N_{E\,I/II}$ Eigenvergrößerung in $HS_{I/II}$
$N_{S\,I/II}$ Systemvergrößerung in $HS_{I/II}$

anamorphotische Vergrößerungsdifferenz

$$\Delta N_G = \frac{N_{G\,II} - N_{G\,I}}{N_{G\,II}} \cdot 100\,\%$$

$N_{G\,I}$ Gesamtvergrößerung in HS_I
$N_{G\,II}$ Gesamtvergrößerung in HS_{II}

Fehlzylinder und Fehlsphäre

Grenzwert, physiologisch verträglich

$$Z_{Fmax} = \pm 0{,}25\ \text{dpt}$$

Fehlzylinder, allgemein

$$Z_F = \pm\sqrt{Z_A^2 + Z_K^2 + 2 \cdot Z_A \cdot Z_K \cdot \cos(2 \cdot \varepsilon)}$$

Z_A Augenzylinder
Z_K Korrektionszylinder
ε Achsfehler

Fehlsphäre, allgemein

$$S_F = \frac{Z_A + Z_K - Z_F}{2} + S_A + S_K$$

Z_A Augenzylinder
Z_K Korrektionszylinder
Z_F Fehlzylinder
S_A sphärischer Anteil des Refraktionsdefizits
S_K sphärischer Anteil des Korrektionsglases

Fehlzylinder, wenn $Z_K = -Z_A$

$$Z_F = \pm 2 \cdot Z_K \sin \varepsilon$$

Z_K Korrektionszylinder
ε Achsfehler

Fehlsphäre, wenn $Z_K = -Z_A$

$$S_F = -\frac{Z_F}{2}$$

Z_F Fehlzylinder

Lernfeld 9: Dienstleistungen und Verwaltungsarbeiten durchführen

Lagerhaltung

Bestände

Mindestbestand = Tagesverbrauch · Anzahl der Reservetage

Meldebestand = Mindestbestand + (Tagesverbrauch · Beschaffungszeit)

$$\text{durchschnittlicher Lagerbestand} = \frac{\text{Jahresanfangsbestand} + \text{Summe der 12 Monatsendbestände}}{13}$$

$$\text{durchschnittlicher Lagerbestand} = \frac{\text{Jahresanfangsbestand} + \text{Jahresendbestand}}{2}$$

$$\text{durchschnittlicher Lagerbestand} = \frac{\text{Bestellmenge}}{2} + \text{Sicherheitsbestand}$$

bei identischen Bestellmengen und linearem Verbrauch

Umschlagshäufigkeit

$$\text{Umschlagshäufigkeit} = \frac{\text{Jahresverbrauch in Stück}}{\text{durchschnittlicher Lagerbestand in Stück}}$$

$$\text{Umschlagshäufigkeit} = \frac{\text{Jahresmaterialeinsatz in €}}{\text{durchschnittlicher Lagerbestand in €}}$$

Lagerdauer

$$\text{durchschnittliche Lagerdauer} = \frac{\text{360 Tage}}{\text{Umschlaghäufigkeit}}$$

Lagerzinsen

$$\text{Lagerzinssatz} = \frac{\text{Jahreszinssatz (Marktzins)} \cdot \text{durchschnittliche Lagerdauer in Tagen}}{360}$$

$$\text{Lagerzinssatz} = \frac{\text{Jahreszinssatz}}{\text{Umschlaghäufigkeit}}$$

$$\text{Lagerzinsen} = \frac{\text{Lagerzinssatz} \cdot \text{durchschnittlicher Lagerbestand} \cdot \text{Einstandspreis}}{100}$$

Mehrwertsteuerbetrag und Bruttopreis

Mehrwertsteuerbetrag Mehrwertsteuerbetrag = Nettopreis · Mehrwertsteuersatz

Bruttopreis Bruttopreis = Nettopreis + Mehrwertsteuerbetrag

Bruttopreis = Nettopreis · (1 + Mehrwertsteuersatz)

Verursachungsgerechte Kalkulation

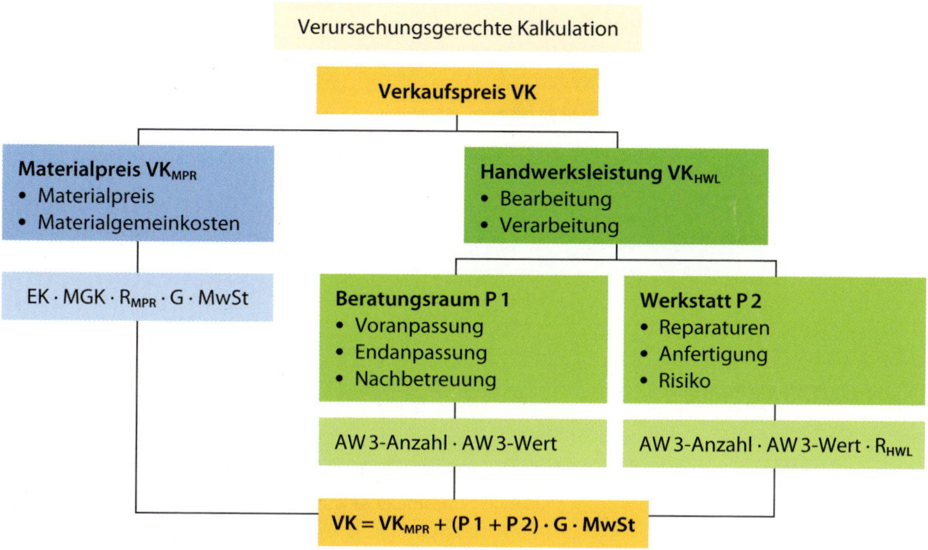

Verkaufspreis, Material

$$VK_{MPR} = EK \cdot MGK \cdot R_{MPR} \cdot G \cdot MwSt$$

EK	Materialeinzelkosten
MGK	Materialgemeinkostenzuschlag
R_{MPR}	Risikozuschlag zur Berechnung des Materialpreises
G	Gewinn
MwSt	Mehrwertsteuersatz

Verkaufspreis, Handwerksleistung

$$P1 = AW3\text{-Anzahl} \cdot AW3\text{-Wert}$$
$$P2 = AW3\text{-Anzahl} \cdot AW3\text{-Wert} \cdot R_{HWL}$$
$$VK_{HWL} = P1 + P2$$

R_{HWL}	Risikozuschlag zur Berechnung der Handwerksleistung

Verkaufspreis

$$VK = VK_{MPR} + VK_{HWL} \cdot G \cdot MwSt$$

G	Gewinn
MwSt	Mehrwertsteuersatz

Lernfeld 10: Presbyope Kunden beraten und versorgen

Korrektion der Presbyopie

Nahzusatz und Nahkorrektion

Nahzusatz nach Schober

$$Z_N = \left|\frac{1}{a_E}\right| - \frac{2}{3} \cdot \Delta A_{max} \qquad \text{wenn } \Delta A_{max} > 1 \text{ dpt}$$

a_E Arbeitsabstand
ΔA_{max} maximaler Akkommodationserfolg

Nahzusatz nach Reiner

$$Z_N = \left|\frac{1}{a_E}\right| - \frac{1}{2} \cdot \Delta A_{max} \qquad \text{wenn } \Delta A_{max} \leq 1 \text{ dpt}$$

a_E Arbeitsabstand
ΔA_{max} maximaler Akkommodationserfolg

Nahkorrektion

$$S'_N = S'_F + Z_N$$

S'_F Scheitelbrechwert der Fernkorrektion
Z_N Nahzusatz

Zwischenteilzusatz

$$Z_Z = \frac{Z_N}{2}$$

Z_N Nahzusatz

Degression

$$D = Z_N + \frac{1}{a_{E\,max}}$$

Z_N Nahzusatz
$a_{E\,max}$ maximaler Arbeitsabstand

Raumkorrektion

$$S'_{Raum} = S'_F - \frac{1}{a_{E\,max}}$$

S'_F Scheitelbrechwert für die Ferne
$a_{E\,max}$ maximaler Arbeitsabstand

Brillenglasberatung

Akkommodationsgebiet mit Korrektion

Akkommodationsgebiet $AG_{cc\,F}$

$$a_{Rcc\,F} = -\frac{1}{A_{Rcc\,F}} = \frac{1}{0} = -\infty$$

$$a_{Pcc\,F} = -\frac{1}{\Delta A_{max}}$$

$A_{Rcc\,F}$ Fernpunktrefraktion mit Fernkorrektion
ΔA_{max} maximaler Akkommodationserfolg

Akkommodationsgebiet $AG_{cc\,Z}$

$$a_{Rcc\,Z} = -\frac{1}{Z_Z}$$

$$a_{Pcc\,Z} = -\frac{1}{Z_Z + \Delta A_{max}}$$

Z_Z Zusatzwirkung des Zwischenteils
ΔA_{max} maximaler Akkommodationserfolg

Akkommodationsgebiet $AG_{cc\,N}$

$$a_{Rcc\,N} = -\frac{1}{Z_N}$$

$$a_{Pcc\,N} = -\frac{1}{Z_N + \Delta A_{max}}$$

Z_N Nahzusatz
ΔA_{max} maximaler Akkommodationserfolg

Bildsprung (Jump)

Bildsprung eines Bifokalglases

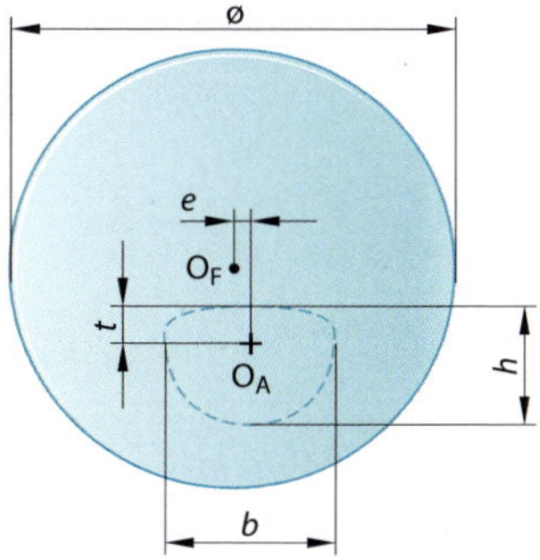

$$J_o = t \cdot Z_N$$ **oberer Bildsprung**

t Abstand zwischen O_A und Nahteiloberkante in cm
Z_N Nahzusatz

Bildsprung eines Trifokalglases

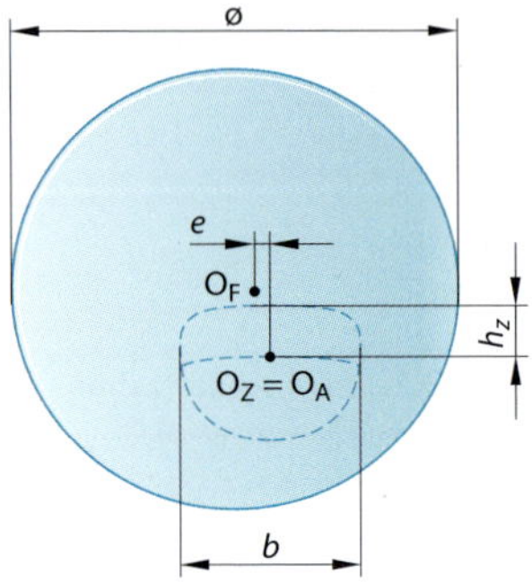

$J_o = h_Z \cdot Z_Z$ **oberer Bildsprung**

$J_u = h_N \cdot Z_N$ **unterer Bildsprung**

h_Z Höhe des Zwischenteils in cm

Z_Z Zwischenteilzusatz

h_N Höhe des Nahteils in cm

Z_N Nahzusatz

Multifokalgläser

Progressionszone, nutzbare Breite

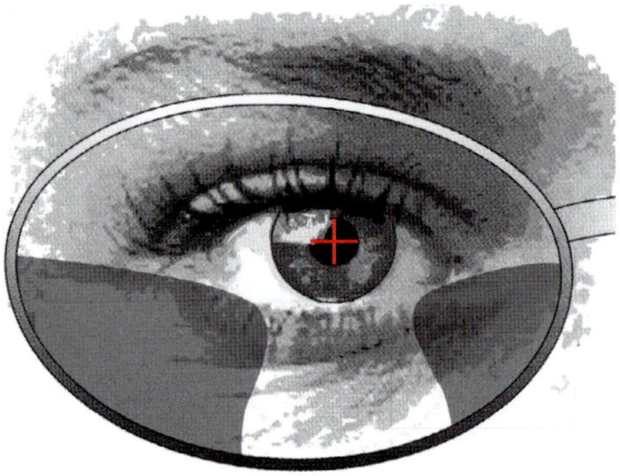

$$b_P = l_P \cdot \frac{A_{FL\,max}}{Z_N}$$

l_P Länge der Progressionszone

$A_{FL\,max}$ tolerierter Flächenastigmatismus

Z_N Nahzusatz

Lernfeld 11: Kunden mit beeinträchtigtem Binokularsehen beraten und versorgen

Prismatische Verordnungen

Prismatische Wirkung, Einzelglas

Gesamtprisma

$$P_{ges} = \sqrt{P_h + P_v}$$

P_{ges} resultierendes Prisma
P_h horizontale Komponente
P_v vertikale Komponante

Prentice-Formel

$$P = c \cdot |S'|$$ **einfach**

$$P_G = \frac{c \cdot |S'|}{1 - b' \cdot S'}$$ **erweitert**

P prismatische Ablenkung
P_G prismatische Gesamtwirkung
c Dezentration in cm
S' bildseitiger Scheitelbrechwert
b' Drehpunktscheitelabstand

Prismatische Wirkung, Glaspaar

Gesamtprisma

$$P_{ges} = P_R + P_L$$ bei entgegengesetzter Basislage nach TABO

$$P_{ges} = |P_R - P_L|$$ bei identischer Basislage nach TABO

P_R Prisma des rechten Brillenglases
P_L Prisma des linken Brillenglases

Anisometropie

Aniseikoniequotient

$$AQ = \frac{N_{G_R}}{N_{G_L}} \cdot \frac{a'_R}{a'_L}$$

$$AQ = \frac{1 + \overline{e} \cdot A_{R_R}}{1 + \overline{e} \cdot A_{R_L}} \cdot \frac{a'_R}{a'_L}$$

$N_{G\,R/L}$	Gesamtvergrößerung
$a'_{R/L}$	Bildweite im Auge
$\overline{e}$	Hauptpunktabstand
$A_{R\,R/L}$	Fernpunktrefraktion

Netzhautbildgrößendifferenz, prozentual

$$\Delta y' = |AQ - 1| \cdot 100\,\%$$

AQ	Aniseikoniequotient

Lernfeld 12: Kunden mit Sondergläsern und Schutzbrillen versorgen

Iseikonische Brillengläser

Aniseikoniequotient

$$AQ = \frac{N_{E_{Iseikonie}}}{N_{E_{Standard}}}$$

$N_{E_{Iseikonie}}$ Eigenvergrößerung des Iseikonieglases
$N_{E_{Standard}}$ Eigenvergrößerung des Standardglases

Höhenausgleichprisma

$$P_{HAP} = c \cdot |\Delta S'|$$

c Strecke zwischen Bezugs- und Durchblickpunkt
$\Delta S'$ anisometrische Differenz

Lernfeld 13: Kunden die Anwendung vergrößernder Sehhilfen erklären

Arbeitshilfen und vergrößernde Sehhilfen

Vergrößerung, allgemein

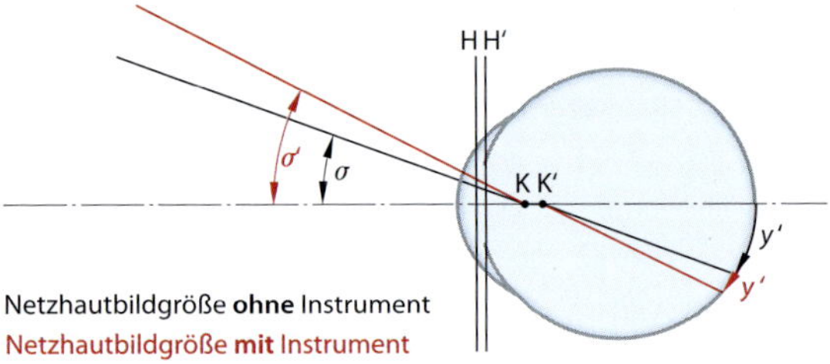

$$\Gamma' = \frac{\tan \sigma'}{\tan \sigma}$$

σ' Sehwinkel mit Instrument
σ Sehwinkel ohne Instrument

Vergrößerungsbedarf

$$\Gamma' = \frac{V_{min}}{V_{cc}}$$

V_{min} Visusbedarf in Abhängigkeit von der Sehaufgabe
V_{cc} Visus mit Korrektion

Lupensysteme

Lupenabbildung

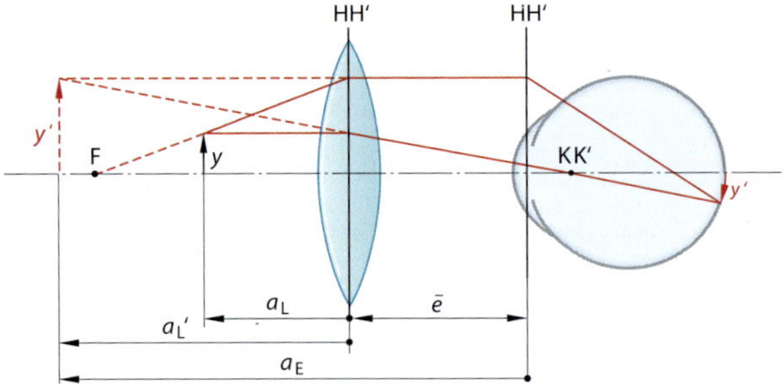

$$a'_L = \frac{1}{\frac{1}{a_L} + \frac{1}{f'_L}}$$

a_L Objektweite
f'_L bildseitige Brennweite der Lupe

Einstellentfernung

$$a_E = a'_L - \bar{e}$$

a'_L Bildweite
$\bar{e}$ Hauptpunktabstand, Systemabstand

Bezugssehweite	$a_0 = -0{,}25\ \text{m}$	
Lupenvergrößerung nach Sloan-Habel	$\Gamma' = \dfrac{a_0}{a_L - \bar{e} \cdot (1 + a_L \cdot D_L)}$	
	a_0	Bezugssehweite
	a_L	Objektweite
	$\bar{e}$	Hauptpunktabstand, Systemabstand
	D_L	Gesamtbrechwert der Lupe
Lupenvergrößerung nach Kühl	$\Gamma' = -\dfrac{D_L}{A_0} + \dfrac{A_E}{A_0} \cdot (1 - \bar{e} \cdot D_L)$	
	D_L	Gesamtbrechwert der Lupe
	A_0	Kehrwert der Bezugssehweite
	A_E	Kehrwert der Einstellentfernung
	$\bar{e}$	Hauptpunktabstand, Systemabstand
Normalvergrößerung, allgemein	$\Gamma' = -\dfrac{D_L}{A_0}$	
	D_L	Gesamtbrechwert der Lupe
	A_0	Kehrwert der Bezugssehweite
Normalvergrößerung bei $a_0 = -0{,}25$ m	$\Gamma' = \dfrac{D_L}{4\ \text{dpt}}$	
	D_L	Gesamtbrechwert der Lupe
Katalogvergrößerung, allgemein	$\Gamma' = -\dfrac{D_L}{A_0} + 1$	
	D_L	Gesamtbrechwert der Lupe
	A_0	Kehrwert der Bezugssehweite
Katalogvergrößerung bei $a_0 = -0{,}25$ m	$\Gamma' = \dfrac{D_L}{4\ \text{dpt}} + 1$	
	D_L	Gesamtbrechwert der Lupe
Vergrößerungsbedarf, theoretisch	$\Gamma'_{\text{theo}} = \Gamma'_{\text{vorl}} \cdot 1{,}2$	
	Γ'_{vorl}	vorläufiger Vergrößerungsbedarf

Visolett-Lupe

Mittendicke

$$d_{Visolett} = -\frac{4}{3} \cdot r_2$$

r_2 Rückflächenradius

Abbildungsmaßstab, allgemein

$$\beta' = \frac{3 \cdot n}{4 - n}$$

n Brechzahl der Visolett-Lupe

Abbildungsmaßstab, wenn $n = 1{,}5$

$$\beta' = 1{,}8$$

Aplanatische Lupe

Systembrechwert

$$D_{Sys} = D_{I} + D_{II} - \frac{\bar{e}}{n} \cdot D_{I} \cdot D_{II}$$

D_{I} Gesamtbrechwert der ersten Linse

D_{II} Gesamtbrechwert der zweiten Linse

$\bar{e}$ Hauptpunktabstand, Systemabstand

n Brechzahl zwischen den Linsen

Fernrohrsysteme

Grundaufbau und Systemweite

Systemweite, allgemein

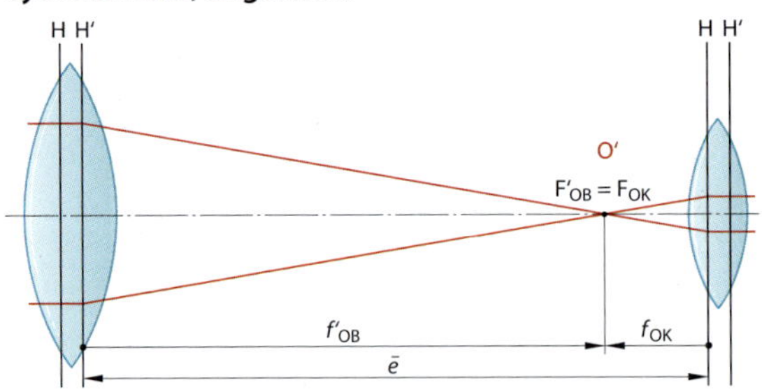

$$\bar{e} = f'_{OB} + f'_{OK}$$

f'_{OB} bildseitige Brennweite des Objektivs

f'_{OK} bildseitige Brennweite des Okulars

Systemweite,
Kepler mit Umkehrlinse

$$\bar{e}_{UL} = f'_{OB} + f'_{OK} + 4 \cdot f'_{UL}$$

f'_{OB} bildseitige Brennweite des Objektivs
f'_{OK} bildseitige Brennweite des Okulars
f'_{UL} bildseitige Brennweite der Umkehrlinse

Abbildung und Vergrößerung

Fernrohrvergrößerung

$$\Gamma'_{FR} = -\frac{f'_{OB}}{f'_{OK}}$$

$$\Gamma'_{FR} = -\frac{D_{OK}}{D_{OB}}$$

f'_{OB} bildseitige Brennweite des Objektivs
f'_{OK} bildseitige Brennweite des Okulars
D_{OK} Gesamtbrechwert des Okulars
D_{OB} Gesamtbrechwert des Objektivs

Gesichtsfeld und Austrittspupille

Gesichtsfeldwinkel

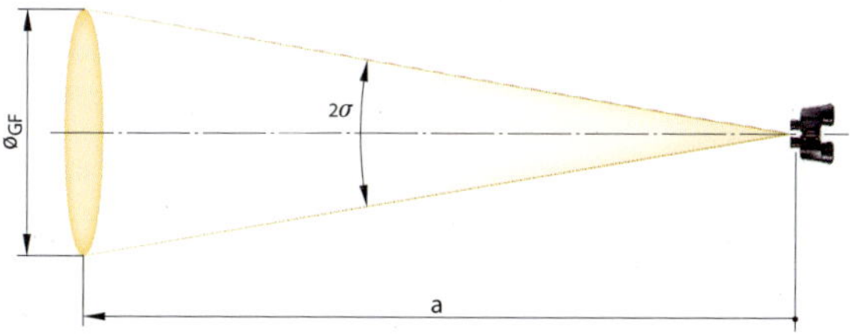

$$2 \cdot \sigma_{Kepler} = 2 \cdot \tan^{-1}\left(\frac{Ø_{OK}}{2 \cdot \bar{e}}\right)$$

$$2 \cdot \sigma_{Galilei} = 2 \cdot \tan^{-1}\left(\frac{Ø_{OB}}{2 \cdot \bar{e} \cdot \Gamma'_{FR}}\right)$$

$Ø_{OK}$ Okulardurchmesser
$Ø_{OB}$ Objektivdurchmesser
$\bar{e}$ Systemweite
Γ'_{FR} Fernrohrvergrößerung

Gesichtsfelddurchmesser

$$Ø_{GF} = -2 \cdot a_{Kepler/Galilei} \cdot \tan \sigma$$

a_{Kepler} Bezugsentfernung (= –1000 m)
$a_{Galilei}$ Bezugsentfernung (= –100 m)
σ halber Gesichtsfeldwinkel

Durchmesser der Austrittspupille

$$\varnothing_{AP} = \frac{\varnothing_{EP}}{|\Gamma'_{FR}|}$$

$\varnothing_{EP}$ Durchmesser der Eintrittspupille
Γ'_{FR} Fernrohrvergrößerung

Lage der Austrittspupille

$$a'_{AP} = -\frac{\bar{e}}{\Gamma'_{FR}}$$

$\bar{e}$ Systemweite
Γ'_{FR} Fernrohrvergrößerung

Lichtstärke und Dämmerungszahl

Lichtstärke, geometrische

$$L_{geom} = \frac{\varnothing^2_{AP}}{mm^2}$$

$\varnothing_{AP}$ Durchmesser der Austrittspupille

Dämmerungszahl

$$z = \sqrt{|\Gamma'_{FR}| \cdot \frac{\varnothing_{EP}}{mm}}$$

Γ'_{FR} Fernrohrvergrößerung
$\varnothing_{EP}$ Durchmesser der Eintrittspupille

Okularverschiebung

Okularverschiebung bei in der Nähe befindlichem Objekt

$$v_{Nähe} = a'_{OB} - f'_{OB}$$

a'_{OB} Bildweite
f'_{OB} bildseitige Brennweite des Objektivs

Okularverschiebung bei vorliegender Ametropie

$$v_{Ametropie} = \frac{f'^2_{OK}}{a_R}$$

f'_{OK} bildseitige Brennweite des Okulars
a_R Fernpunktweite

Anpassung von Fernrohrsystemen

Visus, real vorhanden

$$V_{real} = \frac{a_{real}}{a_{soll}} \cdot V_{soll}$$

a_{real} reale Prüfentfernung
a_{soll} Normalentfernung
V_{soll} Visus bei Normalentfernung

Vergrößerungsbedarf, Ferne

$$\Gamma'_{FR} = \frac{V_{min}}{V_{cc}}$$

V_{min} Visusbedarf in Abhängigkeit von der Sehaufgabe
$V_{cc\,F}$ Fernvisus mit Korrektion

Akkommodationsausgleich

$$A = \frac{\Gamma'^{2}_{FR}}{|a_E|}$$

Γ'_{FR} Fernrohrvergrößerung
a_E Arbeitsabstand

Normalvergrößerung der Aufstecklinse

$$\Gamma'_{Aufstecklinse} = \frac{D_{Aufstecklinse}}{A_0}$$

$D_{Aufstecklinse}$ Gesamtbrechwert der Aufstecklinse
A_0 Kehrwert der Bezugssehweite

Gesamtvergrößerung

$$\Gamma'_{ges} = \Gamma'_{FR} \cdot \Gamma'_{Aufstecklinse}$$

Γ'_{FR} Fernrohrvergrößerung
$\Gamma'_{Aufstecklinse}$ Vergrößerung der Aufstecklinse

Nahvisus mit System

$$V_{cc_N} = V_{cc_F} \cdot \Gamma'_{Aufstecklinse}$$

V_{cc_F} Fernvisus mit System
$\Gamma'_{Aufstecklinse}$ Vergrößerung der Aufstecklinse

Tabellen und fachliche Vorschriften

Brechzahlen unterschiedlicher Brillenglaswerkstoffe

Brechzahlen ausgewählter Brillenglaswerkstoffe					
Medium			Brechzahl n_e	Abbe-Zahl v_e	Dichte ρ in g/cm³
organisch	Poly-Allyl-Diglykol-Carbonat	PADC	1,502	58	1,32
	Trivex		1,532	45	1,10
	Polycarbonat	PC	1,585	31	1,20
	MR 8		1,598	41	1,30
	MR 7		1,665	31	1,37
	SPG		1,740	33	1,47
mineralisch	Brillenkronglas	BK 7	1,525	58,6	2,55
	Bariumkronglas	BaK	1,604	43,8	2,67
	Bariumschwerflintglas	BaSF 64	1,706	39,3	2,99
	Lanthanschwerflintglas	LaSF 35	1,800	35,4	3,62
	Lanthanschwerflintglas	LaSF 30	1,899	30,4	4,02

Flächengeometrie von Brillengläsern

Flächengeometrie von Brillengläsern (Ø = 70 mm)															
S'	PADC	n_e = 1,502		ρ = 1,32 g/cm³		B 270	n_e = 1,525		ρ = 2,55 g/cm³		LaSF35:	n_e = 1,800		ρ = 3,62 g/cm³	
in dpt	d_0 in mm	D_1 in dpt	r_1 in mm	D_2 in dpt	r_2 in mm	d_0 in mm	D_1 in dpt	r_1 in mm	D_2 in dpt	r_2 in mm	d_0 in mm	D_1 in dpt	r_1 in mm	D_2 in dpt	r_2 in mm
– 10,0											0,8	3,04	263,15	– 13,04	61,33
– 9,0						0,8	2,50	210,0	– 11,50	45,64	0,8	3,04	263,15	– 12,04	66,42
– 8,0	2,0	1,92	261,46	– 9,92	50,58	0,8	2,50	210,0	– 10,50	49,98	0,8	3,80	210,52	– 11,80	67,76
– 7,0	2,0	1,92	261,46	– 8,92	56,25	0,8	2,50	210,0	– 9,50	55,24	0,8	3,80	210,52	– 10,80	74,03
– 6,0	2,0	2,88	174,31	– 8,89	56,46	0,9	2,50	210,0	– 8,50	61,74	0,9	3,80	210,52	– 9,80	81,57
– 5,0	2,0	2,88	174,31	– 7,89	63,62	0,9	2,50	210,0	– 7,50	69,97	0,9	3,80	210,52	– 8,80	90,83
– 4,0	2,0	3,36	149,40	– 7,38	68,07	1,0	4,50	116,7	– 8,51	61,67	1,0	4,56	175,43	– 8,57	93,33
– 3,0	2,0	3,84	130,73	– 6,86	73,18	1,2	4,50	116,7	– 7,52	69,85	1,2	4,56	175,43	– 7,57	105,63
– 2,0	2,0	3,84	130,73	– 5,86	85,67	1,4	4,50	116,7	– 6,52	80,54	1,4	4,56	175,43	– 6,57	121,65
– 1,0	2,1	4,32	116,20	– 5,35	93,90	1,7	4,50	116,7	– 5,52	95,06	1,7	4,56	175,43	– 5,57	143,38
± 0,0	2,2	4,80	104,58	– 4,83	103,85	2,0	5,00	105,0	– 5,03	104,31	2,1	4,56	175,43	– 4,58	174,51
+ 1,0	2,8	4,80	104,58	– 3,84	130,62	2,5	5,00	105,0	– 4,04	129,91					
+ 2,0	3,7	5,76	87,15	– 3,84	130,63	3,3	6,00	87,5	– 4,08	128,71					
+ 3,0	4,8	6,72	74,70	– 3,87	129,80	4,4	7,00	75,0	– 4,14	126,68					
+ 4,0	6,0	7,68	65,36	– 3,92	127,96	5,4	7,00	75,0	– 3,18	165,20					
+ 5,0	7,3	8,64	58,10	– 4,02	124,92	6,6	7,50	70,0	– 2,75	190,80					
+ 6,0	8,6	9,12	55,04	– 3,62	138,58	7,9	8,50	61,8	– 2,89	181,57					
+ 7,0	9,9	9,60	52,29	– 3,25	154,53	9,3	9,50	55,3	– 3,08	170,22					
+ 8,0	11,5	10,56	47,54	– 3,49	143,88	10,8	10,50	50,0	– 3,34	157,02					
+ 9,0	12,7	10,56	47,54	– 2,60	193,42	12,3	11,50	45,7	– 3,68	142,83					
+ 10,0	13,8	10,56	47,54	– 1,69	296,23	14,2	12,50	42,0	– 4,15	126,61					

Grenzabweichungen nach DIN EN ISO 21987: 2017-12

Horizontale Grenzabweichungen für das prismatische Ungleichgewicht

absolut höchster Hauptschnittwert des Brillenglaspaares	horizontale Grenzabweichung für das prismatische Ungleichgewicht		
	höhere der horizontalen Prismenkomponenten bis 2,00 cm/m	höhere der horizontalen Prismenkomponenten über 2,00 cm/m bis 10,00 cm/m	höhere der horizontalen Prismenkomponenten über 10,00 cm/m
bis ± 3,37 dpt	0,67 cm/m	1,00 cm/m	1,25 cm/m
über ± 3,37 dpt	Prisma resultierend aus 2 mm Dezentration	0,33 cm/m plus Prisma resultierend aus 2 mm Dezentration	0,58 cm/m plus Prisma resultierend aus 2 mm Dezentration

Vertikale Grenzabweichungen für das prismatische Ungleichgewicht

absolut höchster Hauptschnittwert des Brillenglaspaares	vertikale Grenzabweichung für das prismatische Ungleichgewicht		
	höhere der vertikalen Prismenkomponenten bis 2,00 cm/m	höhere der vertikalen Prismenkomponenten über 2,00 cm/m bis 10,00 cm/m	höhere der vertikalen Prismenkomponenten über 10,00 cm/m
bis ± 5,00 dpt	0,50 cm/m	0,75 cm/m	1,00 cm/m
über ± 5,00 dpt	Prisma resultierend aus 1 mm Dezentration	0,25 cm/m plus Prisma resultierend aus 1 mm Dezentration	0,50 cm/m plus Prisma resultierend aus 1 mm Dezentration

Grenzabweichungen für die Richtung der Zylinderachse

Grenzabweichungen für die Richtung der Zylinderachse				
Betrag der Zylinderstärke in dpt				Grenzabweichung für die Richtung der Zylinderachse
unter	**0,12**			keine Anforderung
von	**0,12**	**bis**	**0,25**	± 16°
über	**0,25**	**bis**	**0,50**	± 9°
über	**0,50**	**bis**	**0,75**	± 6°
über	**0,75**	**bis**	**1,50**	± 4°
über	**1,50**	**bis**	**2,50**	± 3°
über	**2,50**			± 2°

Auge nach Gullstrand

Eckdaten zum Auge nach Gullstrand	vereinfacht	exakt
Fernpunktrefraktion	±0,0 dpt	+1,0 dpt
Gesamtbrechwert des Augensystems	+59,74 dpt	+58,64 dpt
Gesamtbrechwert der Hornhaut	+43,08 dpt	+43,05 dpt
Hornhautvorderfläche		+48,83 dpt
Hornhautrückfläche		−5,88 dpt
Gesamtbrechwert der Augenlinse	+20,53 dpt	+19,11 dpt
Linsenvorderfläche	+7,70 dpt	+5,00 dpt
Linsenrückfläche	+12,83 dpt	+8,33 dpt
Strecke zwischen Apex und objektseitigem Hauptpunkt	1,51 mm	1,348 mm
Strecke zwischen Apex und bildseitigem Hauptpunkt	1,63 mm	1,60 mm
Strecke zwischen Apex und objektseitigem Knotenpunkt	7,14 mm	
Strecke zwischen Apex und bildseitigem Knotenpunkt	7,26 mm	
objektseitige Brennweite des Gesamtauges	−16,74 mm	−17,05 mm
bildseitige Brennweite des Gesamtauges	+22,37 mm	+22,79 mm
Brechzahl der Hornhaut		1,376
Brechzahl von Kammerwasser und Glaskörper	1,336	1,336
Brechzahl der Augenlinse	1,413	1,386

Periodensystem der Elemente

PERIODENSYSTEM DER ELEMENTE

	1 I A	2 II A	3 III B	4 IV B	5 V B	6 VI B	7 VII B	8 VIII B	9 VIII B	10 VIII B	11 I B	12 II B	13 III A	14 IV A	15 V A	16 VI A	17 VII A	18 VIII A
1 ▸	1 1.0079 H Wasserstoff																	2 4.0026 He Helium
2 ▸	3 6.941 Li Lithium	4 9.0122 Be Beryllium											5 10.811 B Bor	6 12.011 C Kohlenstoff	7 14.007 N Stickstoff	8 15.999 O Sauerstoff	9 18.998 F Fluor	10 20.180 Ne Neon
3 ▸	11 22.990 Na Natrium	12 24.305 Mg Magnesium											13 26.982 Al Aluminium	14 28.086 Si Silicium	15 30.974 P Phosphor	16 32.065 S Schwefel	17 35.543 Cl Chlor	18 39.948 Ar Argon
4 ▸	19 39.098 K Kalium	20 40.078 Ca Calcium	21 44.956 Sc Scandium	22 47.867 Ti Titan	23 50.942 V Vanadium	24 51.996 Cr Chrom	25 54.938 Mn Mangan	26 55.845 Fe Eisen	27 58.933 Co Kobalt	28 58.693 Ni Nickel	29 63.546 Cu Kupfer	30 65.38 Zn Zink	31 69.723 Ga Gallium	32 72.64 Ge Germanium	33 74.922 As Arsen	34 78.96 Se Selen	35 79.904 Br Brom	36 83.798 Kr Krypton
5 ▸	37 85.468 Rb Rubidium	38 87.62 Sr Strontium	39 88.906 Y Yttrium	40 91.224 Zr Zirkonium	41 92.906 Nb Niob	42 95.96 Mo Molybdän	43 (98) Tc Technetium	44 101.07 Ru Ruthenium	45 102.91 Rh Rhodium	46 106.42 Pd Palladium	47 107.87 Ag Silber	48 112.41 Cd Cadmium	49 114.82 In Indium	50 118.71 Sn Zinn	51 121.76 Sb Antimon	52 127.60 Te Tellur	53 126.90 I Iod	54 131.29 Xe Xenon
6 ▸	55 132.91 Cs Cäsium	56 137.33 Ba Barium	57 - 71 La-Lu Lanthanoide	72 178.49 Hf Hafnium	73 180.95 Ta Tantal	74 183.84 W Wolfram	75 186.21 Re Rhenium	76 190.23 Os Osmium	77 192.22 Ir Iridium	78 195.08 Pt Platin	79 196.97 Au Gold	80 200.59 Hg Quecksilber	81 204.38 Tl Thallium	82 207.20 Pb Blei	83 208.98 Bi Wismut	84 (209) Po Polonium	85 (210) At Astat	86 (222) Rn Radon
7 ▸	87 (223) Fr Francium	88 (226) Ra Radium	89 - 103 Ac-Lr Actinoide	104 (267) Rf Rutherfordium	105 (268) Db Dubnium	106 (271) Sg Seaborgium	107 (272) Bh Bohrium	108 (277) Hs Hassium	109 (276) Mt Meitnerium	110 (281) Ds Darmstadtium	111 (280) Rg Röntgenium	112 (285) Cn Copernicium	113 (284) Nh Nihonium	114 (289) Fl Flerovium	115 (288) Mc Moscovium	116 (292) Lv Livermorium	117 (294) Ts Tennessine	118 (294) Og Oganesson

57 138.91 La Lanthan	58 140.12 Ce Cer	59 140.91 Pr Praseodym	60 144.24 Nd Neodym	61 (145) Pm Promethium	62 150.36 Sm Samarium	63 151.96 Eu Europium	64 157.25 Gd Gadolinium	65 158.93 Tb Terbium	66 162.50 Dy Dysprosium	67 164.93 Ho Holmium	68 167.26 Er Erbium	69 168.93 Tm Thulium	70 173.05 Yb Ytterbium	71 174.97 Lu Lutetium
89 (227) Ac Actinium	90 232.04 Th Thorium	91 231.04 Pa Protactinium	92 238.03 U Uran	93 (237) Np Neptunium	94 (244) Pu Plutonium	95 (243) Am Americium	96 (247) Cm Curium	97 (247) Bk Berkelium	98 (251) Cf Californium	99 (252) Es Einsteinium	100 (257) Fm Fermium	101 (258) Md Mendelevium	102 (259) No Nobelium	103 (262) Lr Lawrencium

Ordnungszahl — 5
Atommasse — 10.811
Symbol — B
Elementname — BOR

Alkalimetalle | Erdalkali metalle | Metalle | Übergangs metalle | Lanthanoide | Halbmetalle | Nichtmetalle | Halogene | Edelgase | Actinoide

Werkstoffe und Fertigungsverfahren

Legierungselemente

Legierungs-element	chemisches Kürzel	spezifisches Gewicht in g/cm³	Schmelzpunkt in °C	Raumgitter
Aluminium	Al	2,70	659	kubisch-flächenzentriert
Beryllium	Be	1,85	1280	hexagonal
Chrom	Cr	7,20	1903	kubisch-flächenzentriert
Eisen	Fe	7,87	1536	kubisch-flächenzentriert
Gold	Au	19,30	1064	kubisch-flächenzentriert
Kupfer	Cu	8,96	1083	kubisch-flächenzentriert
Magnesium	Mg	1,80	630	hexagonal
Mangan	Mn	7,43	1244	kubisch-flächenzentriert
Molybdän	Mo	10,22	2620	kubisch-flächenzentriert
Nickel	Ni	8,91	1455	kubisch-flächenzentriert
Palladium	Pd	12,02	1552	kubisch-flächenzentriert
Platin	Pl	21,50	1769	kubisch-flächenzentriert
Rhodium	Rh	12,40	1966	kubisch-flächenzentriert
Ruthenium	Ru	12,30	2310	hexagonal
Silber	Ag	10,50	961	kubisch-flächenzentriert
Titan	Ti	4,50	1670	hexagonal
Zink	Zn	7,13	420	hexagonal
Zinn	Sn	7,29	232	tetragonal

Schnittgeschwindigkeiten

Fertigungsverfahren	empfohlene Schnittgeschwindigkeit v_c	
Bohren	Stahl, hohe Festigkeit	20 m/min
	Aluminiumlegierungen	45 m/min
	Kupferlegierungen	60 m/min
	Duroplaste	25 m/min
	Thermoplaste	50 m/min
Fräsen	Stahl, hohe Festigkeit	45 m/min
	Aluminiumlegierungen	30...60 m/min
	Kupferlegierungen	50...150 m/min
	Duroplaste	100...400 m/min
	Thermoplaste	100...400 m/min
Polieren	organische und metallische Werkstoffe	15...25 m/s
Rillen	organische und mineralische Werkstoffe	10...15 m/s
Schleifen	organische und mineralische Werkstoffe	20...30 m/s

Gewindesteigung

Metrisches ISO-Regelgewinde nach DIN 13-1	Gewindesteigung P	Bezeichnungen am Gewinde
M 0,8	0,20 mm	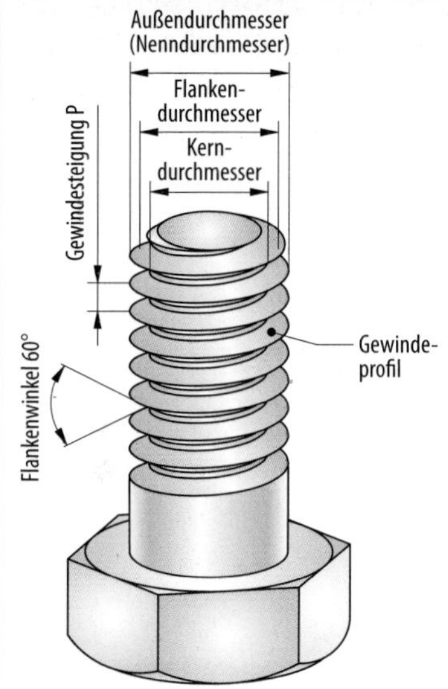
M 1,0	0,25 mm	
M 1,1	0,25 mm	
M 1,2	0,25 mm	
M 1,4	0,30 mm	
M 1,6	0,35 mm	

Kalkulation

Kalkulationsparameter

Durchschnittliche Kalkulationsparameter	
Materialgemeinkostenzuschlag MGK	81,6 %
Stundensatz Beratungsraum	47,20 €
AW3-Wert Beratungsraum 3 min	2,36 €
Stundensatz Werkstatt	29,60 €
AW3-Wert Werkstatt 3 min	1,48 €
Risiko $R_{Material}$ zur Berechnung des Materialpreises	10 %
Risiko R_{HWL} zur Berechnung der Handwerksleistung	5 %
Gewinn G	8 %
Mehrwertsteuer MwSt	19 %

AW3-Anzahl

Art der Dienst- oder Handwerksleistung			Pos.-Nr.	Zuordnung	von	AW3	bis
Korrektionsgläser	Einstärkenglas	Gruppe 3	15.107	Beratungsraum	2,2	**2,5**	3,0
			15.108	Werkstatt	3,6	**4,0**	4,8
	Mehrstärkenglas	Gruppe 3	15.207	Beratungsraum	2,4	**2,7**	3,2
			15.208	Werkstatt	7,3	**8,1**	9,7
Umschliff	Automatenschliff		15.301	Beratungsraum	3,8	**4,3**	4,8
			15.302	Werkstatt	2,7	**5,8**	8,8
	Schleifen von Hand		15.541	Beratungsraum	3,8	**4,3**	4,8
			15.542	Werkstatt	6,5	**11,9**	17,3
Vollmontage	Einstärkenbrille	Kunststoff	19.820	Werkstatt	3,5	**4,0**	4,6
	Mehrstärkenbrille	Kunststoff	19.825	Werkstatt	4,2	**4,7**	5,3
Ersetzen von Teilen	Metallbügel		19.450	Werkstatt	3,0	**3,3**	3,7
	Kunststoffbügel		19.420	Werkstatt	4,6	**5,0**	5,8
	Schraube		19.630	Werkstatt	1,5	**1,7**	2,0
	Bügelende		19.670	Werkstatt	1,5	**1,7**	2,0
	ganzes Nietscharnier		19.615	Werkstatt	7,4	**8,3**	9,6
	Gewinde schneiden		19.280	Werkstatt	1,5	**1,7**	2,0
Lötung	Teildemontage, Brillenfassung		19.112	Werkstatt	0,9	**1,0**	1,3
	Lötung, einfach		19.240	Werkstatt	3,3	**3,7**	4,3
	Lötung, komplex		19.250	Werkstatt	6,0	**6,7**	7,7
	Teilmontage, Einstärkenbrille		19.812	Werkstatt	2,6	**2,9**	3,4
	Teilmontage, Mehrstärkenbrille		19.816	Werkstatt	2,8	**3,1**	3,7
Kittung	Fassungsrand		19.210	Werkstatt	4,5	**5,0**	5,8
	Brücke		19.230	Werkstatt	5,1	**5,7**	6,6

Kunden die Anwendung vergrößernder Sehhilfen erklären

Einteilung der Sehbehinderungen nach der Weltgesundheitsorganisation WHO

Stufe	Bezeichnung	V_{cc} auf besser sehendem Auge
0	keine bzw. leichte Sehbeeinträchtigung	$V_{cc} > 0{,}30$
1	mittelschwere Sehbehinderung	$0{,}30 \geq V_{cc} > 0{,}10$
2	schwere Sehbehinderung	$0{,}10 \geq V_{cc} > 0{,}05$
3	hochgradige Sehbehinderung	$0{,}05 \geq V_{cc} > 0{,}02$
4	Blindheit	$0{,}02 \geq V_{cc}$ bis Lichtwahrnehmung
5	Blindheit	keine Lichtwahrnehmung

Visusbedarf in Abhängigkeit von der Sehaufgabe

Sehaufgabe	erforderlicher Visus V_{min}
Orientierung im Freien	$> 0{,}1$
Fernsehen	$> 0{,}3 - 0{,}4$
Zeitungsdruck	$> 0{,}4 - 0{,}5$
Telefonbuch, Fahrplan	$> 0{,}7 - 0{,}8$

Stichwortverzeichnis

Abbe-Zahl 23
Abbildungsgleichung 17, 20
Abbildungsmaßstab 17, 21
Ablenkungswinkel 13, 26
– maximal 26
– minimal 26
Akkommodationsaufwand, maximal 34
Akkommodationsausgleich 55
Akkommodationserfolg 33
– maximaler 33
– mit Korrektion 35
Akkommodationsgebiet
– mit Korrektion 45
– ohne Korrektion 35
Aniseikoniequotient 48, 49
Astigmatismus 39
– äußerer 40
Aufstecklinse 55
Auge, Gullstrand 58
Augenlänge 32
Austrittspupille 54
AW3-Anzahl 62

Bezugssehweite 51
Bifokalglas, Bildsprung 45
Bogenmaß 9
Bohren 60
Bohrlochdurchmesser 30
Brechungsgesetz 12
Brechzahl 56
Brennlinie 39
Brennweite
– bildseitig 15, 19, 34
– objektseitig 15, 18
Brillengläser
– Flächengeometrie 56
– iseikonisch 49
Bruttopreis 42

Dämmerungszahl 54
Degression 44
Differenz, astigmatische 39
Drehmoment 11
Drehpunktscheitelabstand 38

Eigenvergrößerung 16, 37, 40
Einstellentfernung 50
Einstellrefraktion 33
Emmetropes Auge 32
Erdbeschleunigung 11

Farbsaum 27
Fassungs- und Zentriermaße 28
Fehlsphäre 41
Fehlzylinder 41
Feingoldgehalt 30
Fernpunktrefraktion 33, 35, 36, 39
Fernpunktweite 35
Fernrohrvergrößerung 53
Flächenbrechwert 14
Flächenpressung 11
Fräsen 60
Frequenz 12

Gesamtastigmatismus 40
Gesamtbrechwert nach Gullstrand 15, 18
Gesamtprisma 47
Gesamttransmission 31
Gesamtvergrößerung 37, 41
Geschwindigkeit 12
Gesichtsfelddurchmesser 53
Gesichtsfeldwinkel 53
Gewichtskraft 11
Gewicht, spezifisches 11
Gewindesteigung 61
Gradmaß 9
Grenzabweichungen nach DIN EN ISO 21987: 2017-12 57
Grenzwinkel 13
Griechisches Alphabet 8
Gullstrandauge 33

Hauptbrechzahl 22
Hauptdispersion 22
Hauptpunktabstand 15
– bildseitig 18
– objektseitig 18
Hauptpunktscheitelabstand 35
Höhenausgleichprisma 49
HSA-Änderung 36, 40

Kalkulation 43, 61
Kalkulationsparameter 61
Katalogvergrößerung 51
Keilprisma 26
Kepler mit Umkehrlinse 53
Knotenpunktabstand 19
Kosinussatz 8
Kreis engster Einschnürung 22, 39
Kreisfläche 10
Kreisumfang 10
Kugelvolumen 10

Lagerdauer 42
Lagerhaltung 42
Lagerzinsen 42
Längenametropie 34
Legierungselemente 60
Lichtgeschwindigkeit 12
Lichtstärke, geometrische 54
Linsengeometrie 14
Lupe, aplanatisch 52
Lupenabbildung 50
Lupenvergrößerung
– nach Kühl 51
– nach Sloan-Habel 51

Materialzugabe 30
Mehrwertsteuerbetrag 42
Meldebestand 42
Mindestanzahl 29
Mindestbestand 42

Nahkorrektion 44
Nahpunktrefraktion 33, 35
Nahpunktweite 35
Nahvisus 55
Nahzusatz
– nach Reiner 44
– nach Schober 44
Netzhautbildgröße 32
Netzhautbildgrößendifferenz 48
Nickellässigkeit 30
Normalvergrößerung 51

Okularverschiebung 54

Periodensystem der Elemente 59
Polieren 60
Prentice-Formel 27, 47
Prisma 25
– Winkel im Prisma 25, 26
Prismatische Wirkung 27
Progressionszone 46
Prüfentfernung 29

Randdicke 24
Raumkorrektion 44
Reflexionsgesetz 12
Reflexionsgrad 23, 31
Rillen 60
Rohglasgewicht 24
Rückflächenbrechwert 14, 18

Satz des Pythagoras 8
Scheibenmittenabstand 28
Scheitelbrechwert
– Änderung des HSA 36, 39
– bildseitig 16, 20
– Kontaktlinse 36
– objektseitig 16, 19
Scheiteltiefe 23
Schleifen 60
Schnittgeschwindigkeit 30, 60
Schnittweite
– bildseitig 15, 19
– objektseitig 15, 19
Sehbehinderung, Einteilung 63
Sehhilfen, vergrößernde 50
Sehschärfe 29
Sehzeichendurchmesser 29
SI-Einheiten 10
Sinussatz 8
SI-Präfixe 11
Sphärometer 14
Strahlensätze 9
Systembrechwert 52
Systemvergrößerung 37, 40
Systemweite 52

TABO-Gradbogenschema 21
Transmissionsgrad 31
Trifokalglas, Bildsprung 46
Trigonometrie 8

Umfangsgeschwindigkeit 12
Umschlagshäufigkeit 42

Vergrößerungsbedarf 50, 51, 55
Vergrößerungsdifferenz, anamorphotische 41
Verkaufspreis
– Handwerksleistung 43
– Material 43
Verzerrung, anamorphotische 40
Visolett-Lupe 52
Visus 29
Visusbedarf 63
Vorderflächenbrechwert 14, 18
Vorneigungswinkel 38

Wellenlänge 12
Winkelfunktion 8
Winkelmaße 9

Zentriermaß 28
Zentrierpunktabstand für die Nähe 38
Zwischenteilzusatz 44
Zylindervolumen 10, 24